Stefan Kappstein An-mo
Die chinesische Mikromassage

Stefan Kappstein

An-mo
Die chinesische Mikromassage

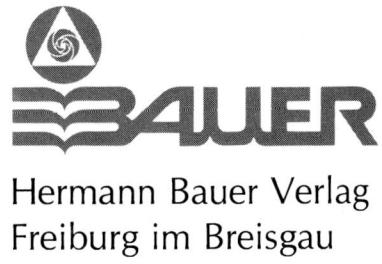

Hermann Bauer Verlag
Freiburg im Breisgau

Alle chinesischen Namen und Begriffe sind in der
»Han-yü Pin-yin«-Umschrift aufgeführt,
die in der VR-China verwandt wird.

Mit 109 Zeichnungen.

CIP-Kurztitelaufnahme der Deutschen Bibliothek:
Kappstein, Stefan:
An-mo: d. chines. Mikromassage.
Freiburg im Breisgau: Bauer, 1981.
ISBN 3-7626-0247-6

1981
ISBN 3-7626-0247-6
© 1981 by Hermann Bauer Verlag KG, Freiburg im Breisgau.
Alle Rechte vorbehalten.
Satz und Druck: Zobrist & Hof AG, Pratteln/Schweiz.
Bindung: Walter Verlag GmbH, Buchbinderei, Heitersheim.
Printed in Switzerland.

Inhalt

Einführung

Im Laufe der letzten zehn Jahre hat sich eine wahre Sturmflut von Literatur bezüglich chinesischer und japanischer Massagekünste über den deutschen Buchmarkt ergossen. Wer sich für diese Dinge interessiert, wird sich fragen, was mit der Herausgabe eines weiteren Werkes zu dieser Thematik bezweckt ist. Aufgabe dieser Einführung soll es sein, auf den besonderen Charakter des hier vorliegenden Buches hinzuweisen.

Zuerst sei zu dem Titel Stellung genommen, der zumindest im deutschen Sprachraum ungewöhnlich klingen muß. Es ist hierzulande üblich geworden, die chinesische Heilmassage mit dem Begriff Akupressur zu umschreiben. Dieser ist in den sechziger Jahren geprägt worden und von den lateinischen Bestandteilen *acus* (= Nadel) und *pressur* (= drücken) abgeleitet. Er kann kaum unglücklicher gewählt sein: Übersetzt man ihn wörtlich ins Deutsche, dann heißt Akupressur so etwas wie *Nadeldrücken*.

Es braucht kaum darauf hingewiesen zu werden, daß dieser Begriff irreführend ist, denn es ist ja gerade die Besonderheit der ostasiatischen Massagemethoden, daß bei diesen im Unterschied zur Akupunktur *keine* Nadeln verwendet werden. Es wäre wünschenswert, daß dieser sachlich falsche Begriff ein für allemal aus der Diskussion verschwindet.

Auf der Suche nach einem sachgerechten Begriff hat sich der Autor in die chinesische Begriffswelt hineinbegeben, ohne dort allerdings fündig zu werden. Die Heilmassage auf der Grundlage der Akupunkte wird dort *An-mo* oder *Tui-na* genannt. Beide Begriffe bezeichnen Handtechniken zur Beeinflussung der Akupunkte: An-mo die Methoden des *Drückens* und *Reibens*, Tui-na die des *Schiebens* und *Greifens* (siehe Kapitel V. 3, Seite 100).

Der Autor hat sich für An-mo entschieden, weil er ihm entsprechend seiner Quellenkenntnis als der ältere bekannt ist. Um auch im Titel anzudeuten, daß das vorliegende Werk vorwiegend auf der Grundlage chinesischer Originalquellen erarbeitet wurde, steht der chinesische Begriff An-mo an erster Stelle.

Da sich dieser Begriff leider nur schwer für eine Übertragung ins Deutsche oder eine Lateinisierung eignet, mußte weitergesucht werden. In der Literatur des französischen und spanischen Sprachraums stieß der Autor schließlich auf eine sachlich entsprechende Bezeichnung: *micromassage chinoise* oder *chinesische Mikromassage*. Die Entscheidung fiel zugunsten dieses Begriffs aus, weil er in einer für den Europäer durchsichtigen Art und Weise andeutet, daß diese aus China stammende Massagekunst auf den Mikroräumen der der chinesischen Medizin bekannten Körperpunkte vorgenommen wird, die einen Umfang von wenigen Millimetern bis zu einem Zentimeter haben. Der Autor meint, daß mit der Titelwahl *An-mo – die chinesische Mikromassage* die Bedingungen, die an die Bezeichnung einer aus China stammenden Heilkunst gestellt werden müssen, weitgehend erfüllt sind.

Wie der Leser im weiteren Verlauf sehen wird, beruht die chinesische Mikromassage auf einem komplexen ideengeschichtlichen und heilerisch-praktischen Fundament, das als Ergebnis jahrtausendelanger Bemühungen in der Auseinandersetzung mit Krankheiten anzusehen ist. Man sollte sich, wie es die Chinesen auch tun, anfangs in die Medizinphilosophie vertiefen, aufgrund dieser und angesichts des Krankheitsprozesses eine Diagnose stellen und *erst dann* zur Handlung schreiten. Dies kann nicht im Handumdrehen geschehen. Man muß sich dazu in ein Denken vertiefen, das von dem großen Naturwissenschaftler und Sinologen Joseph Needham »universalistisches Denken« genannt wird. Es geht von einem ganzheitlichen Modell des Universums aus und begreift das einzelne Phänomen als untrennbares Teil desselben. Im Bereich der Humanmedizin hat ein ganzheitliches Denken, das nicht nur den Menschen und seine Organvielfalt, sondern auch den Menschen und seine irdische und außerirdisch-kosmische Umwelt als eine wesensmäßige und funktionelle Einheit begreift, schon zu Zeiten des Paracelsus (15. bis 16. Jahrhundert) aufgehört, eine wesentliche Rolle zu spielen. Heute sind solche Anschauungen in das Gebiet der sogenannten Paramedizin verbannt.

Es muß an dieser Stelle hervorgehoben werden, daß in Ostasien in den diesbezüglichen Lehrbüchern und bei der Unterrichtung in der Mikromassage großer Wert auf das ideengeschichtliche Fundament dieser Heilkunst gelegt wird. Dies hat den Autor dazu angeregt, etwas weiter auszugreifen und den Leser an die geistige Vielfalt heranzuführen, die in der chinesischen Medizinphilosophie enthalten, ihr eng benachbart ist. Anschauungen wie die der Körpergottheiten (siehe Kapitel II. 3, Seite 33) würde man im Westen okkult oder esoterisch nennen. Aus dem Gesamtkomplex der chinesischen Medizin sind sie erst im Gefolge der bürgerlichen und kommunistischen Revolution (also

etwa seit Beginn und endgültig seit Mitte dieses Jahrhunderts) verschwunden. Viele bekannte Ärztepersönlichkeiten früherer Dynastien haben sich in die chinesische Medizinphilosophie vertieft — etwas am Rande ihrer medizinisch-praktischen Tätigkeiten, aber doch eng verbunden damit. Dies konnten sie schon deshalb ohne Gewissensbisse tun, weil zwischen der erkenntnistheoretischen Grundlage der chinesischen Medizin und der chinesischen Esoterik kein wahrnehmbarer Unterschied besteht.

Der in diesem Buch gewiesene Weg zur Erlernung der chinesischen Mikromassage wird sicherlich manchem schwierig erscheinen. Er unterscheidet sich dadurch grundlegend von der gängigen Akupressur-Literatur, daß er auf einer Verbindung der Medizinphilosophie mit diagnostischen und heilerisch-praktischen Anweisungen aufgebaut ist. Wer auf Verständnisschwierigkeiten stößt, sollte sich das chinesische Sprichwort vor Augen halten, demzufolge eine Wissenschaft nichts taugt, die einfach zu erlernen ist. Daß dies sinngemäß für Heilwissenschaften im besonderen und erhöhten Maß gilt (oder gelten sollte), bedarf keiner näheren Erläuterung.

Barcelona, im Juli 1981   *Stefan Kappstein*

I. Medizinphilosophie

I.1 Yin und Yang in der traditionellen chinesischen Medizin

Die Yin-Yang-Lehre ist so alt wie die chinesische Kultur. Man kann auch sagen: In gewisser Hinsicht ist die chinesische Kultur undenkbar ohne die Lehre von Yin und Yang. Ebensowenig, wie man ein Wesen, das keine Beine hat, einen Zweibeiner nennen kann, so kann man keine Kultur »chinesisch« nennen, der die Yin-Yang-Lehre fehlt.

Was bedeuten die Begriffe Yin und Yang?

Diese Frage soll uns in diesem Kapitel beschäftigen. Wir müssen sie zufriedenstellend beantworten, bevor wir darangehen können, die Anwendung dieser Lehre auf Spezialgebiete zu diskutieren, die zur traditionellen chinesischen Medizin gehören.

Eigentlich sind alle chinesischen Zeichen erstarrte Hieroglyphen. Damit soll gesagt sein, daß sie zur Zeit ihrer Entstehung oder Erfindung symbolhaft-bildliche Zeichen waren, aus denen die chinesische Schrift als Bilderschrift gebildet wurde. Dieser bildliche Aussagewert der chinesischen Zeichen hat sich im Laufe der Zeit geändert.

Betrachten wir zunächst die beiden Zeichen, die in der linken Spalte stehen. Sie ist mit »antik« überschrieben. Es sind die Schriftzeichen, die in der chinesischen Antike verwandt wurden, die im allgemeinen in den Zeitraum von 2500 bis 500 v. Chr. datiert wird.

Beide Zeichen haben auf der linken Seite das gleiche Graphem. Es zeigt symbolisch eine Mauer, aufgerichtet aus übereinandergesetzten Steinquadern. Nun hat jede Mauer zwei Seiten: Wird sie von der Sonne beschienen, so ist die eine Seite in den Bereich der Wirksamkeit der Sonnenstrahlen gestellt, während die andere im Schattendunkel verbleibt. So ist in den Zeichen Yin und Yang einesteils eine Doppelseitigkeit oder Polarität ausgedrückt, anderseits wird aber auch auf ihre Zugehörigkeit zu einem beide Zustände umfassenden Ganzen hingewiesen.

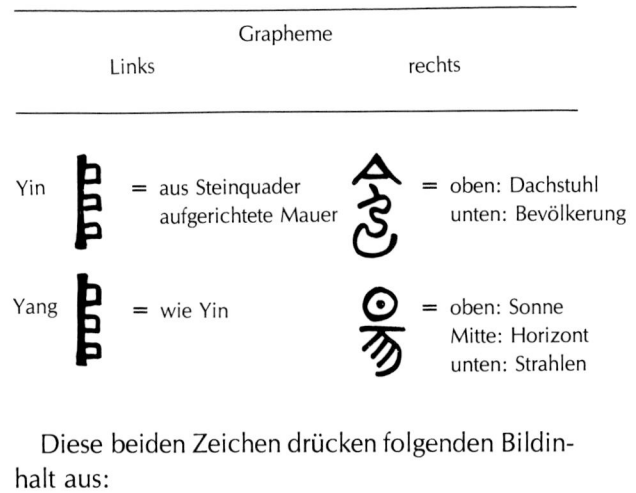

antik (bis 500 v. Chr.)	klassisch (bis 1950)	modern
Yin		
Yang		

Diese beiden Zeichen drücken folgenden Bildinhalt aus:

Yin. Dieses Zeichen gehört zur Schattenseite der Mauer. Der Dachstuhl (rechts oben) umschreibt den bedeckten Himmel. Unter diesem sammelt sich Bewölkung.

Yang. Dieses Zeichen entspricht der Sonnenseite der Mauer. Die Sonne (rechts oben) befindet sich über dem Horizont und sendet ihre Strahlen aus.

In der traditionellen chinesischen Medizinphilosophie, die etwa 700 v. Chr. in dem Werk *Einfache Fragen des Gelben Kaisers über praktische Medizin*[1]* festgelegt worden ist, werden mit den Begriffen Yin und Yang zwei grundlegende Kräftebereiche bezeichnet, die allen irdischen Lebensvorgängen zugrunde liegen.

Wollen wir diese beiden Kräftebereiche charakterisieren, so können wir vom bildhaften Aussagewert der beiden antiken Zeichen ausgehen: die sonnenbeschienene Seite – die Schattenseite. Das ist die Grundaussage der beiden Zeichen.

Damit ist ein ungefähres Bild dessen gegeben, was sich hinter den beiden fremdartigen Begriffen Yin und Yang an realem Kräftewirken verbirgt:

Yin ist der Zusammenhang derjenigen Kräfte, die von der Erde zum Kosmos hin ausstrahlen. Sie werden von den chinesischen Quellen Di-Qi oder »Erdenkräfte« genannt und mit folgenden Attributen versehen: dunkel, innen, irdisch, stabil, fest, passiv, kalt, weiblich.
Yang ist der Zusammenhang derjenigen Kräfte, die vom außerirdischen, kosmischen Umkreis auf die Erde einwirken. Sie werden Tian-Qi oder »Himmelskräfte« genannt und mit folgenden Attributen versehen: hell, außen, himmlisch, beweglich, weich, aktiv, heiß, männlich.

Diese beiden Kräfteformen stehen sich nicht feindlich, kämpferisch oder gar unversöhnlich gegenüber wie etwa diejenigen, die der katholische Dualismus von Himmel und Hölle ausströmen sieht. Sie bedingen im Gegenteil einander, wie sich die beleuchtete und die unbeleuchtete Seite einer Steinmauer in dem Sinne bedingen, daß erst aus der Gesamtschau beider die Einheit und Ganzheit der letzteren in vollem Umfang begriffen werden kann.

*Die hochgestellten Ziffern beziehen sich auf die Anmerkungen am Schluß des Buches.

Aus der Polarität und Relativität dieser beiden Kräftebereiche ergibt sich folgender erster Lehrsatz:

Es gibt kein absolutes Yin und kein absolutes Yang. Dinge oder nichtdingliche Phänomene, die mehr Yin als Yang enthalten, werden Yin genannt. Die umgekehrten Yang.

Das berühmte, beinahe allgemein bekannte Bild der beiden ineinandergeschobenen »Fischblasen«, die zusammen einen Kreis ergeben, stellt diesen Lehrsatz symbolhaft dar. Darin bewegt sich das Yang (hell) von oben nach unten, das Yin (dunkel) dagegen von unten nach oben. Der in der weißen Blase enthaltene schwarze Punkt bezeichnet das im Yang enthaltene Yin, der in der schwarzen Blase enthaltene weiße Punkt das im Yin enthaltene Yang. Es soll (ausgehend vom Bild der sonnenbeschienenen Steinmauer) gesagt sein, daß sich auf der Schattenseite immer ein Rest von Licht und auf der Lichtseite eine Spur von Schatten findet.

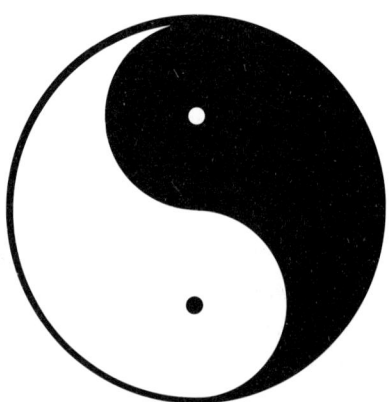

Damit haben wir die Kernaussage der Yin-Yang-Lehre zu Papier gebracht, ihr Axiom, um einen in der westlichen Wissenschaft gebräuchlichen Begriff zu verwenden. Von diesem Axiom werden die verschiedensten Ableitungen gemacht und auf die gesamte Erfahrungswelt dinglicher oder nichtdinglicher Naturerscheinungen ausgedehnt.

Die erste und wichtigste Ableitung ist die der Zyklizität. Sie wurde an den wechselnden Erscheinungsbildern von Sonne und Mond erklärt, die als Grapheme in den beiden modernen Zeichen enthalten sind.

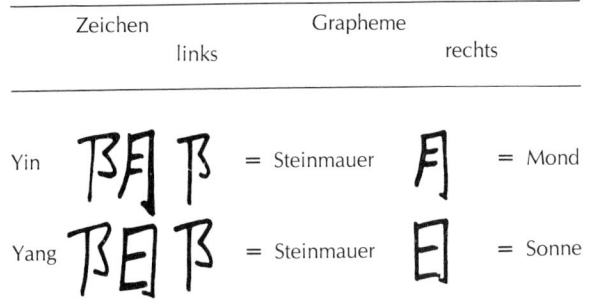

Zeichen	Grapheme		
	links		rechts
Yin	= Steinmauer	= Mond
Yang	= Steinmauer	= Sonne

Es war den Chinesen seit ältesten Zeiten bekannt, daß es einen Mondzyklus im Verlaufe eines Monats und einen Sonnenzyklus im Verlauf eines Jahres gibt. Der Neumond und die Sonne zur Wintersonnenwende galten als Yin, im Gegensatz zu Vollmond und Sonne zur Sommersonnenwende, die als Ausdruck des Yang-Wirkens galten. Zunehmender und abnehmender Halbmond und die Sonne an den Tag-und-Nacht-Gleichen galten als ausgewogen Yin und Yang.

Aufgrund dieser Annahmen wurde ein zweiter axiomatischer Lehrsatz zur Ergänzung und Spezifizierung des ersten aufgestellt:

Yin und Yang stehen in einer zyklischen Beziehung zueinander. Yin – an seinem Kulminationspunkt angelangt – verwandelt sich in Yang, und ebenso Yang in Yin.

Zur Verdeutlichung dieses Lehrsatzes haben die alten Chinesen ebenfalls ein Bild erfunden.

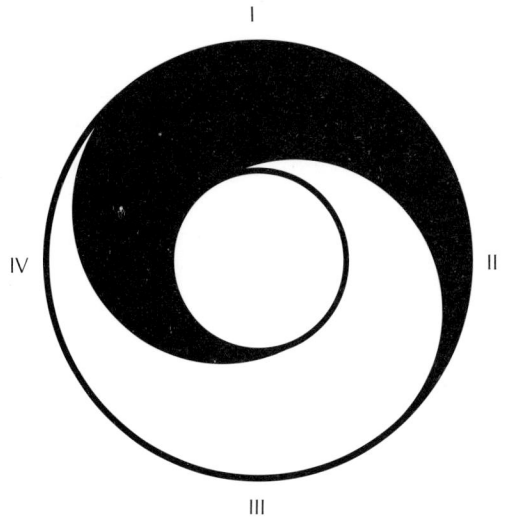

Das sogenannte »Kreisband« versinnbildlicht das Ineinanderfließen und Auseinanderhervorgehen dieser beiden grundlegenden Kräfte. Ist Yin bei Punkt I, seinem Kulminationspunkt, angelangt, so verwandelt es sich in Yang. Beim Punkt III erreicht das Yang seinen Kulminationspunkt, von wo es sich langsam wieder in Yin verwandelt. Punkt II und Punkt IV repräsentieren die Zwischenstationen, an denen Yin und Yang ausgewogen vorhanden sind.

Wie oben schon angedeutet, beruhen nach Auffassung der chinesischen Medizinphilosophie alle irdischen Lebenserscheinungen auf der Verbindung und dem Zusammenwirken der Erdenkräfte mit den kosmischen Umkreis- oder Himmelskräften.

»Die Himmelskräfte (Tian-Qi) steigen herab, die Erdkräfte (Di-Qi) steigen auf. Yin und Yang durchdringen sich einander und die unzähligen Lebewesen haben gleichmäßig daran Teil.
Die Einheit von Yin und Yang besteht in dem Ineinandergreifen von irdischem und himmlischem Kräftewirken, ohne das kein Lebewesen entstehen kann.
Wenn die Himmelskräfte nicht herabsteigen und die Erdenkräfte nicht aufsteigen, dann können sich Yin und Yang nicht durchdringen, und die zahllosen Lebewesen können nicht gedeihen.[2]«

Das Su-wen beschreibt in ähnlicher Art und Weise die Himmelskräfte als »Herabsteigende« (»Was herabsteigt, nennt man ›Himmels(kraft)‹« und die Erdenkräfte als »Aufsteigende« (»Was aufsteigt, nennt man ›Erden(kraft)‹«). Der Vorgang des Auf- und Absteigens der Kräfte und seine Folgen findet in einer kurzen Textpassage Erläuterung:

»Die Himmelskräfte steigen herab und strömen in die Erde. Die Erdenkräfte steigen auf und bäumen sich auf im Himmel.
So rufen Oben und Unten sich einander hervor. Und so verursachen das Auf- und Absteigen (der beiden Kraftformen) sich gegenseitig. Dann ist der Veränderungsprozeß (der Lebenserscheinungen) gemachte Sache.[3]«

Wir sehen: Jede der beiden grundlegenden Kraftformen ist zugleich Ursache und Wirkung, Anfang und Ende der anderen. Sie bedingen sich nicht in einem abstrakt-gedanklichen Sinne. Sie sind, was ihr Entstehen, ihre Ausbreitung und ihre Wandlung anbetrifft, in einem tief konkreten Sinne voneinander abhängig.

Der Mensch ist hineingeboren in einen Zwischenbereich, der inmitten der sich kreuzenden Bewegungsrichtungen dieser beiden Kraftzusammenhänge sein Zentrum hat. Er geht als »kostbarstes Lebewesen« (Su-wen) aus diesem Ineinanderwirken der beiden Grundkräfte hervor.

Aufgrund dieser philosophisch-kosmologischen Annahmen entwickelten die Schöpfer der traditionellen chinesischen Medizin modellhafte Vorstellungen vom Menschen, die sich auf die beiden oben aufgeführten Lehrsätze beziehen und alle Bereiche der Medizin mit einem Netzwerk von Ableitungen durchweben. Dadurch wurde die Yin-Yang-Lehre zum eigentlichen Kernstück der traditionellen chinesischen Menschenkunde und Medizin erhoben.

So erscheint sie als der strukturelle Rahmen, mit Hilfe dessen die verschiedenen Teilbereiche der menschenkundlich-medizinischen Theorie zu einem einheitlichen Ganzen verbunden werden. Sie dient als theoretisches Modell

1. der *Anatomie* zur Gegenüberstellung der verschiedenen Kräfte, Glieder und Organe, aus denen die menschliche Wesenheit gebildet ist,
2. der *Physiologie* zur Eingliederung der Funktionen der Kräftefelder und Organe in die Gesamtheit des menschlichen Organismus und zur Erklärung ihrer verschiedenen Lebenstätigkeiten,
3. der *Pathologie* zur Aufgliederung und Erklärung der Krankheitserscheinungen, ihrer Entstehung und ihrer voraussichtlichen Entwicklung,
4. der *Diagnostik* zur Bestimmung der notwendigen diagnostischen Methoden aufgrund der in den Bereichen 1. bis 3. gewonnenen Erkenntnisse,
5. der *Therapie* zur Begründung der verschiedenen therapeutischen Methoden und Techniken aufgrund der in den ersten vier Bereichen gewonnenen Erkenntnisse.

I.1.1 Yin und Yang in der Anatomie

Grundsätzlich geht die chinesische medizinphilosophische Theorie von der Vorstellung der Einheit des menschlichen Organismus aus. Diese Einheit wird geschaffen und aufrechterhalten durch das Ineinandergreifen und Auseinanderhervorgehen der irdischen und himmlischen Kräftebereiche, des Yin und des Yang. Dabei wird Yin und Yang ein jeweils unterschiedlicher Anteil am Aufbau der verschiedenen Körperteile und an der Aufrechterhaltung der von ihnen vorgenommenen Lebenstätigkeiten zugesprochen.

So finden wir den menschlichen Körper, ausgehend von einer allumfassenden Einheitsvorstellung, aufgefächert in die verschiedenen Bereiche, Organe, Energiekraftfelder und Funktionen. Diese werden, als polar komplementäre Paare geordnet, entweder dem Yin oder dem Yang zugesprochen.

Allerdings ist hierbei zu beachten, daß gemäß des ersten Lehrsatzes die Kräftebereiche des Yin und des Yang nur relativ zueinander bestehen und daß dementsprechend nur relative Bezüge zwischen zwei Teilen des menschlichen Organismus aufgestellt werden können. So ist ein einzelner Teilbereich, wie z.B. der Oberkörper des Menschen, für sich alleine betrachtet, weder Yin noch Yang. Erst wenn man ihn in Bezug zu einem anderen setzt, z.B. dem Unterkörper, ist eine Zuordnung nach Yin und Yang möglich und sinnvoll.

Es ergeben sich folgende Zusammenhänge:

Der menschliche Oberkörper ist Yang im Gegensatz zum Unterkörper, der Yin ist.

Die Körperoberfläche ist Yang im Gegensatz zum Körperinneren, das Yin ist.

Die Rückseite des Rumpfes ist Yang im Gegensatz zur Vorderseite, die Yin ist.

Die Meridiane sind Yang im Gegensatz zu den Blutgefäßen, die Yin sind.

Die nichtsinnlichen Kräfte oder Energien sind Yang im Gegensatz zu den sinnlich wahrnehmbaren Körperteilen und Organen, die Yin sind.

Die Organkraftfelder sind Yang im Gegensatz zu den physischen Organen, die Yin sind.

Die Speicherorgane (Leber, Herz, Milz, Lunge, Niere) sind Yin im Gegensatz zu den Hohlorganen (Galle, Dünndarm, Magen, Dickdarm, Harnblase), die Yang sind.

Diese Klassifizierungen der Teile des menschlichen Organismus gemäß Yin und Yang kann, will sie das ganze menschliche Wesen umfassen, eigentlich unendlich fortgesetzt werden. Wir haben uns hier auf die Auflistung der wichtigsten Bezüge beschränkt.

Wir können aus dem Dargestellten leicht ersehen, daß sich die chinesische Anatomie eigentlich kaum mit der modernen westlichen Medizin vergleichen läßt. Während das Erkenntnisinteresse der ersteren, ausgehend von einer philosophisch-kosmologischen Modellvorstellung, auf die Einordnung von Gegensätzlichem in eine umfassende organische Lebenseinheit abzielt, bemüht sich letztere, ausgehend von der Sezierung des toten Menschen, um eine Beschreibung der körperlichen Glieder und Organe im einzelnen. So kann man die chinesische Anatomie *synthetisch* nennen im Gegensatz zur westlichen, die *analytisch* zu nennen ist.

I.1.2 Yin und Yang in der Physiologie

Wir wissen bereits, daß menschliches Leben nach Auffassung der traditionellen chinesischen Medizin ein ausschließliches Ergebnis des Ineinanderwirkens der polar-komplementären Kräftebereiche des Yin und des Yang ist. So werden auch die verschiedenen Lebenstätigkeiten des menschlichen Organismus diesen beiden zugeordnet.

Diese Klassifizierung der verschiedenen physiologischen Vorgänge im menschlichen Körper wird für uns dann besonders interessant, wenn die Beziehung zwischen den materiellen und den nichtmateriellen Gliedern und Kräften des menschlichen Organismus dadurch eine Aufgliederung erfährt, denn die chinesische Medizin ist eine *energetische* Medizin. Das heißt, daß die Betrachtung des Wirkens nichtsinnlicher Kräfte in ihr einen ungleich größeren Raum einnimmt als beispielsweise die Untersuchung der physischen Organe.

Die nichtsinnlichen Kräfte oder Energien stehen in enger Beziehung zu den physischen Organen: sie bewirken die Ausgestaltung der physischen Organe, in gewisser Hinsicht sind sie aber auch als Ergebnis der Tätigkeiten der letzteren anzusehen.

Vorstellungen dieser Art weisen darauf hin, daß sich die Schöpfer der chinesischen Medizintheorie nicht einseitig für eine materialistische oder spiritualistische Auffassung vom Leben im allgemeinen und von der menschlichen Physiologie im besonderen entschieden haben.

Manche Textpassagen in den klassischen medizinischen Schriften deuten aber folgendes an: Den Yang-Teilen, insbesondere den nichtsinnlichen Kräften oder Energien, wird eine aktive Schlüsselrolle hinsichtlich des Zustandekommens, der Aufrechterhaltung und der Auflösung der Lebenserscheinungen zugesprochen. Nguyen Van Ghi zitiert in diesem Zusammenhang ein vietnamesisches Werk mit dem Namen *Trung Y Hoc:*

»Die Energie ist die Ursache allen Entstehens und Vergehens. Himmel und Erde, alle Wesen und alle Dinge gehen aus der Energie hervor ...«[4] Demnach hat die Energie die Aufgabe, die Organe zu erschaffen, ihre Tätigkeiten zu erhalten und fortwährend anzuspornen.

Den Yin-Teilen des menschlichen Körpers, insbesondere den physischen inneren Organen, wird hinsichtlich der oben aufgeführten Zusammenhänge eine relativ passive Nebenrolle zuerkannt. Derselbe Autor zitiert diesbezüglich das fünfte Kapitel des *Su-wen:*

»Dem Himmel gehört die Energie, der Erde die Form. Energie und Form vereinigen sich und schaffen Lebewesen und Dinge.«

Er folgert daraus: »Sobald Energie auf Materie einwirkt, entwickelt sich diese und wandelt sich ununterbrochen. Die alten Gelehrten nannten dies ›Ursache der Erzeugung und Wandlung‹. Die Ursache der Erzeugung und Wandlung ist älter als die Erschaffung der Wesen und Dinge. Erst nach der Erschaffung entwickeln sich Geburt, Wachstum, Entfaltung, Stillestehen, Altern und Tod.

All diese Erscheinungsformen sind nichts als Auswirkungen der Energie. Wir nennen sie heute ›Entwicklung der menschlichen Energie‹.«[5]

I.1.3 Yin und Yang in der Pathologie

Die Schöpfer der traditionellen chinesischen Medizin führten die Entstehung von Krankheiten auf das disharmonische Eingreifen der Kräfte des Yin- und des Yang-Bereichs zurück. Diese Auffassung ist, wenn auch modifiziert, bis heute gültig. Dementsprechend bewegen sich alle Krankheiten zwischen den Polen des Yin und des Yang. Alle Krankheiten, die zu Verhärtungen oder Kälteerscheinungen führen, werden dem Yin zugerechnet. Im Unterschied dazu werden Krankheiten, in deren Verlauf Erweichungen oder Hitzeerscheinungen auftreten, dem Yang zugeordnet. Chronische Erkrankungen sind Yin, im Gegensatz zu heftig und akut verlaufenden Krankheitsbildern, die Yang sind.

Auch in der Pathogenese (Lehre von der Entstehung der Krankheiten) bedient man sich zur Klassifizierung der komplizierten und vielschichtigen Faktoren, aufgrund derer Krankheiten entstehen, der Yin-Yang-Lehre. Krankheiten entstehen diesem Modell nach dann, wenn die eine der beiden Kraftformen die andere »besiegt«. Denn der »Sieg« der einen Kraft bedingt folgerichtig die »Niederlage« der anderen:

»Wenn das Yin siegt, erkrankt das Yang. Wenn das Yang siegt, erkrankt das Yin. Siegreiches Yang bewirkt Hitzeerscheinungen, siegreiches Yin (dagegen) Kälteerscheinungen.«[6]

Komplizierter wird die Anwendung der Yin-Yang-Lehre auf die Pathogenese, wenn die Zyklizität der beiden Kraftformen in die Betrachtung einbezogen wird, wie sie im ersten Lehrsatz formuliert ist: »Zuviel Kälte verwandelt sich in Hitze und zuviel Hitze in Kälte.«[7]

Hierbei wird das Umschlagen der einen Kraftform in die andere in die Betrachtung einbezogen. Dies läßt sich in der klinischen Praxis oft beobachten. So wäre z.B. der Ikterus (Phase des Gelbwerdens bei einer Hepatitis) auf ein übermäßiges Eingreifen der kosmischen Umkreis- oder Yang-Kräfte zurückzuführen. Nicht selten treten typische Yang-Symptomatiken wie Temperaturerhöhung, Leberschwellung usw. in der akuten Phase der Erkrankung auf. Geht die Hepatitis in einen chronischen Verlauf über, so besteht zumeist auf längere Sicht die Tendenz zur Leberschrumpfung, zu einem zirrhotischen Prozeß. Dadurch wird das Umschlagen in einen Symptomkreis signalisiert, den die traditionelle chinesische Medizin dem Bereich der Erden- oder Yin-Kräfte zurechnet. Beispiele dieser Art können viele erbracht werden.

Yin kann umschlagen in Yang und Yang in Yin; zur Bestätigung dieser Regel liefert die klinische Erfahrung ausreichendes Material. Gerade aufgrund der Erscheinungsbilder der verschiedenen Krankheiten kann auch der westlich ausgebildete Mediziner bei unbefangener Beurteilung des Tatsachenmaterials Yin-Yang-Wirken feststellen.

Dies allein kann Zweifler zur Überzeugung führen, daß es sich bei der Yin-Yang-Lehre nicht um ein metaphysisches Konzept handelt, das in den Köpfen irgendwelcher weltfremder Mystiker oder Philosophen entstanden ist. Die Chinesen sind, auch wenn sie Philosophien formulieren, in erster Linie Pragmatiker. Sie orientieren sich vorwiegend am Konkreten, das ihnen die vielgestaltigen Phänomene der Erfahrungswelt darbieten. Auf derartigen Erfahrungsgrundlagen bauen sie Theorien auf. Eine Theorie, die von der abstrakten Gedankentätigkeit her die Welt zu begreifen und die Welterscheinungen einzuordnen sucht, ist den Chinesen bis heute fremd. Dies gilt nicht nur für die Medizinphilosophie. Dies gilt z.B. auch auf dem Gebiet der Politik und Politphilosophie.

I.1.4 Yin und Yang in der Diagnostik

Als nächstes interessiert uns, wie die Yin-Yang-Lehre in die Diagnostik eingearbeitet worden ist. Da vieles noch in einem späteren Kapitel (siehe Kap. Diagnosemethoden, Seite 79) im einzelnen dargestellt wird, werden wir es hier bei der Andeutung von Grundsätzlichem bewenden lassen können.

In der traditionellen chinesischen Diagnostik hat sich die Yin-Yang-Lehre im besonderen Maß als der strukturelle Rahmen bewährt, aufgrund dessen die vielen Symptomatiken der verschiedenen Krankheiten systematisiert und synthetisch erfaßt werden können.

Die chinesische Diagnostik läßt sich in zwei Bereiche aufteilen, die gleichsam zwei verschiedene Stufen des auf die Erfassung des Wesens der Krankheiten bezogenen Erkenntnisprozesses darstellen: die *vier Untersuchungsmethoden* (Si-shen) und die *acht Leitlinien* (Ba-gang). Auf der ersten Stufe werden die verschiedenen Symptomatiken aufgenommen. Sie ist somit als die *empirische* Stufe der Diagnose anzusprechen. Auf der zweiten werden die Ergebnisse der Untersuchungen gedeutet, geordnet und kategorisiert. Sie ist somit die *analytische* Stufe.

Yin und Yang haben insbesondere in die zweite,

die analytische Stufe der Diagnostik, Eingang gefunden: in die acht Leitlinien. Diese bestehen aus vier Gegensatzpaaren:

1. Außen – Innen
2. Kälte – Hitze
3. Leere – Fülle
4. Yin – Yang

Die auf der empirischen Stufe der Untersuchung aufgenommenen Symptomatiken werden zuerst auf ihre Zugehörigkeit zu einem dieser Paare oder zu einem Teil eines Paares hin untersucht. Oft ist keine eindeutige Zuordnung durchzuführen, da Mischtypen zwischen den einzelnen Kategorien die Regel sind. In einem solchen Fall wird der Mischtyp auf seine Einzelteile hin untersucht, damit diese so ihren Entsprechungen zugeordnet werden können.

Unschwer läßt sich aus der Anlage und der Aussage der ersten drei Gegensatzpaare erkennen, daß sie verschiedene Manifestationen von Yin und Yang sind. Als das vierte Gegensatzpaar fungieren dann Yin und Yang selber. Dies zeigt, daß Yin und Yang die eigentliche Grundlage dieses analyitischen Prozesses abgeben. Ohne die Lehre von Yin und Yang wäre also die chinesische Diagnostik ein Torso.

Dabei gehören Innen-, Kälte- und Leere-Symptomatiken zum Yin, Außen-, Hitze- und Fülle-Symptomatiken dagegen zum Yang. Wenn Yang im Übermaß vorhanden ist, ist das Yin verdorben – und vice versa. Wenn Yin zu schwach ist, ist das Yang verdorben – und umgekehrt. So muß sich ein jeder, wenn er nach chinesischen Methoden behandeln will, in die Yin-Yang-Lehre hineinleben. Er muß zu erkennen suchen, ob die Krankheit einem von beiden Bereichen angehört oder ob sie so etwas wie einen Mischtypus darstellt.

So ist in gewissem Sinne die Kenntnis der Yin-Yang-Lehre genauso wichtig wie die Kenntnis der An-mo-Punkte. Leider achten die meisten Westeuropäer, die die chinesische Mikromassage erlernen wollen, die theoretischen Grundlagen der chinesischen Medizin gering. Sie stürzen sich von Anfang an aufs Praktische, erlernen die Punkte, die Massagemethoden etc. Dies mag bei medizinischen Laien zu entschuldigen sein, die einfache Behandlungsmethoden erlernen und sie im Familien- oder Freundeskreis anwenden wollen. Wer aber in einem Heilberuf tätig ist, sei vor diesem Vorgehen gewarnt. Irgendwann einmal kann ihm wegen seiner mangelnden theoretischen Kenntnisse ein entscheidender Kunstfehler unterlaufen, weil er entweder das eine oder andere Symptom nicht erkannt oder die Entwicklungstendenz falsch beurteilt hat. Solcherlei Fehler lassen sich – das sei hervorgehoben – nur durch eine Einarbeitung in die Medizintheorie, insbesondere die Theorie der Diagnose, vermeiden.

I.1.5 Yin und Yang in der Therapie

Um zu verstehen, wie die Yin-Yang-Lehre in die Therapie der traditionellen chinesischen Medizin und ihres Teilbereichs, der An-mo, eingearbeitet ist, müssen wir uns vor Augen halten, daß diese im Sinn hat, eine auf den Organismus als Ganzes bezogene Harmonisierung zu erreichen. So wird es uns nicht wundern, zu hören, daß das vorrangige Anliegen der chinesischen Therapie die Neuregulierung des gegenseitigen Verhältnisses von Yin und Yang im menschlichen Organismus ist.

Das heißt im Falle der Mikromassage, daß mit Hilfe der verschiedenen in einem späteren Kapitel abgehandelten Massagemethoden eine Um- oder Neuverteilung der Meridianenergien erreicht werden soll. Zu diesem Zwecke wurden verschiedenartige Techniken entwickelt, von denen man aus Erfahrung wußte, daß sie entweder eine Yin- oder eine Yang-Wirkung auf einem Punkt oder Meridian zeitigen.

Im allgemeinen gilt die Regel, daß Techniken, die mit schnellen Bewegungen ausgeführt werden, Yang-Wirkungen auf den entsprechenden Meridianen zeitigen, während man von langsamen Bewegungen bzw. Dauerdruck weiß, daß sie Yin-Wirkungen zeitigen.

Diese Techniken werden, will man einen Begriff aus der Pharmazie auf sie anwenden, allopathisch angewandt: Hat man einen Yin-Symptomkomplex diagnostiziert, so verwendet man anregende Yang-Techniken, bei einem Yang-Symptomkomplex dagegen beruhigende Yin-Techniken. Dies wird aufgrund folgender Regel vollzogen: »Bei Yang-Erkrankungen soll das Yin zur Heilung herangezogen werden; bei Yin-Erkrankungen soll das Yang herangezogen werden.«[8]

I.2 Die »Fünf Elemente« in der traditionellen chinesischen Medizin

Neben und eng verflochten mit der Yin-Yang-Lehre spielt in der chinesischen Kosmologie die »Fünf-Elementen-Lehre« eine bedeutende Rolle. Folgt man dem *Zhou-li,* den »Riten der Zhou (-dynastie)«, das etwa 500 v. Chr. kompiliert wurde, so leiteten die alten Chinesen ihre Elementenlehre von astrologischen Vorstellungen ab. In diesem Text, der zweifellos zu den ältesten schriftlichen Zeugnissen Chinas gehört, werden die »Fünf Elemente« als Ausdruck der Gestaltungskräfte der fünf im Altertum bekannten Planeten betrachtet: »Am Himmel gibt es die fünf Planeten, deshalb gibt es die fünf Elemente.«[9]

Wir dürfen allerdings nicht unser heutiges Verständnis von dem, was ein »Element« ist, in dem chinesischen Begriff wiederfinden wollen, denn die moderne westliche Naturwissenschaft versteht darunter einen Stoff, der – sieht man einmal von der Möglichkeit der Kernspaltung ab – nicht mehr zerlegbar ist.

Ein ganz anderes Verständnis vom Element hatten die alten Chinesen. Zur Umschreibung dieses Begriffes verwandten sie ein Zeichen, das »gehen«, »reisen«, »wandern« heißt. Ähnlich, wie sich die Planeten in einer ständigen Bewegung befinden, die auf festgelegten Bahnen und mit einer starren Zyklizität vor sich geht, so sagten sie, sind auch die *Xing* oder Elemente in ständig sich wandelnder Bewegung. Ähnlich, wie sich die Planeten in wechselnden gespannten und entspannten Beziehungen zueinander befinden, treten auch die Elemente in harmonische und disharmonische Relationen.

So zeigt sich das chinesische Element als eine Art »Urstoff« in fünffacher Erscheinungsform, deren jede so etwas wie einen Zustand des Urstoffes wiederspiegelt. Interessant ist in diesem Zusammenhang, daß sich die *Xing* erst auf der Erde als »Elemente« manifestieren. Entsprechend dem *Su-wen* gibt es im Himmel die fünf Klimaarten (Wu-qi, manchmal auch Liu-qi, sechs Klimaarten, genannt). Diese verkörpern sich auf der Erde in den fünf angenommenen Wandlungszuständen der fünf »urstofflichen« Elemente.

Zur Erhellung dieses Sachverhalts sei folgendes dem *Su-wen* entnommene Beispiel gewählt, das die Verkörperung des Elements Holz auf der Erde beschreibt:

Der Osten läßt (die Klimaart) Wind entstehen, der Wind (das Element) Holz, das Holz (die Geschmacksrichtung) sauer, das Saure die Leber, die Leber die Sehnen, die Sehnen das Herz. (Der Osten) gilt am Himmel als »Schimmer der Morgendämmerung« (Xuan), im Menschen als »das kosmische Gesetz« (Dao), auf der Erde als »Kraft der Wandlung« (Hua). Die »Kraft der Wandlung« läßt die fünf Geschmacksrichtungen (sauer, bitter, süß, scharf, salzig) entstehen, das »kosmische Gesetz« die Weisheit, der »Schimmer der Morgendämmerung« die Astralkräfte (Shen), die »Kraft der Wandlung« die Energien.
Die Astralkraft (Shen) zeigt sich im Himmel als Wind, auf der Erde als (Element) Holz, im Körper als Sehnen, im (Bereich der) Energie als Weichheit, unter den Vollorganen als (Organ) Leber.[10]

Jedes der fünf Elemente ist in ein ähnliches genetisches Bezugsystem eingegliedert. So zeigt sich das chinesische Element auf eine Art und Weise, die den westlichen Leser, der es gewohnt ist, determinierte, abgegrenzte und eindeutige Begriffe vorgesetzt zu bekommen, sicherlich leicht verwirren kann. Es zeigt sich als eine Art Chamäleon, das die verschiedensten Gestalten und Formen annehmen kann, immer entsprechend dem Milieu, in dem es sich manifestiert.

In mehreren Kapiteln des *Su-wen,* das bis zum heutigen Tag seine überragende Bedeutung als Klassiker der chinesischen Medizintheorie und -philosophie nicht verloren hat, werden die Entstehung der fünf Elemente, ihre vielfältigen Beziehungen zueinander, ihre Genese aus Himmelsorten, Naturerscheinungen, Jahreszeiten, Klimaarten und ihre Tätigkeiten in der lebendigen Substanz, in Organen, Körperteilen, Energiearten und anderes

18

mehr mit akribischer Ausführlichkeit erörtert.[11] Wir wollen im Folgenden versuchen, die Kernaussage dessen darzustellen, was sich die Schöpfer der chinesischen Medizintheorie unter den fünf Elementen vorstellten. Dabei besteht allerdings die Gefahr, daß das in fließender Wandlung begriffene Element in Tabellen hineingezwängt wird, die seinen Lebensfluß zum Erkalten und zum Erstarren bringen. Dieses bewegten Lebensflusses beraubt, steht dann das chinesische Element wie ein erstarrtes, aus längst vergangenen Zeiten an uns überkommenes Relikt vor uns, dem wir nur schwerlich Leben einhauchen zu können glauben.

Wir können unsere Ausführungen über die chinesischen Elemente in folgende Unterabteilungen auffächern:

1. Die »Fünf Elemente« und das Yin-Yang-System. Hier wird auf den Zusammenhang mit der übergeordneten Realität des kosmischen Raumes hingewiesen.
2. Die »Fünf Elemente« und die Welterscheinungen. Hier wird das breitgefächerte Analogiesystem untersucht, durch das die verschiedensten Erscheinungen der natürlichen Wahrnehmungswelt kategorisiert werden.
3. Die Zyklizität der »Fünf Elemente«. Hier werden die Beziehungssysteme beschrieben, in die die fünf Elemente untereinander gestellt sind.
4. Die »Fünf Elemente« in Diagnostik und Therapie. Hier wird gezeigt, wie die mehr oder weniger theoretischen Ausführungen über die chinesischen Elemente in die heilerische Praxis überführt werden können.
5. Die »Fünf Elemente« in Physiologie und Pathologie. Hier werden die Funktionen des gesunden und die Erscheinungsbilder des erkrankten menschlichen Organismus einander gegenübergestellt.

I.2.1   Die »Fünf Elemente« und das Yin-Yang-System

Wir haben im vorhergehenden Teil die Kraftformen Yin und Yang als Grundbausteine eines universalen Bezugssystems kennengelernt. Dieses läßt, ausgehend von der Betrachtung makrokosmischer Tatbestände, die gesamte Wahrnehmungswelt des Menschen als eine vielgestaltige Vereinigung dieser beiden polar-komplementären Grundkräfte erscheinen.

Dementsprechend finden wir in der Fünf-Elementen-Lehre einen in das Yin-Yang-System eingeschachtelten und ihm untergeordneten Bereich kosmischen Kräftewirkens.

Den klassischen chinesischen Auffassungen entsprechend gehen die »Fünf Elemente« aus dem Ineinanderwirken der Yin- und Yangkräfte hervor. Genauer ausgedrückt: Sie stellen die vier Stationen dar, die wir in der Abhandlung über Yin und Yang am sogenannten »Kreisband« (siehe Seite 13) kennengelernt haben. Dabei entspricht

die Station I dem »im Yin enthaltenen Yin«, dem Himmelsort Norden und dem Element Wasser,

die Station II dem »im Yin enthaltenen Yang«, dem Himmelsort Osten und dem Element Holz,

die Station III dem »im Yang enthaltenen Yang«, dem Himmelsort Süden und dem Element Feuer,

die Station IV dem »im Yang enthaltenen Yin«, dem Himmelsort Westen und dem Element Metall.

Zu diesen vier Wirkungsorten der Yin- und Yangkräfte gesellt sich der des jeweiligen Erdenorts, auf dem sie sich manifestieren. Dieser wird »Mitte« genannt, sein Element »Erde«. Hier verschmelzen sich die Wirkkräfte der vier Himmelsorte zu einem neuen Element, das als »ruhende Vereinigung der (anderen) vier Elementekräfte« umschrieben wurde.[12]

I.2.2   Die »Fünf Elemente« und die Welterscheinungen

Wir können die »Fünf Elemente« nur dann eingehender verstehen, wenn wir die Art und Weise untersuchen, aufgrund derer sich die menschliche Wahrnehmung und die daraus wachsende Begriffsbildung vollzieht, denn die »Fünf Elemente« wurden dazu benutzt, zu den reinen Wahrnehmungsinhalten, die sich bei Betrachtung der Welterscheinungen dem Menschen darbieten, ein ideelles Gegenstück hinzutreten zu lassen, das auf die Zugehörigkeit des einzelnen Wahrnehmungsinhalts zu einem universalen Bezugssystem hinweisen soll.

Die Fünf Elemente und ihr Analogiesystem

Fünf Himmelsorte	Fünf Klimaenergien	Fünf Jahreszeiten	Fünf Farben	Fünf Geschmacksrichtungen	Fünf Elemente	Fünf Speicherorgane	Fünf Hohlorgane	Fünf Körperöffnungen	Fünf Gewebsarten	Fünf Gemütsrichtungen
Osten	Wind	Frühling	blau	sauer	Holz	Leber	Galle	Augen	Sehnen	Zorn
Süden	Hitze	Sommer	rot	bitter	Feuer	Herz	Dünndarm	Zunge	Blutgefäße	Freude
Mitte	Nässe	Nachsommer	gelb	süß	Erde	Milz	Magen	Mund	Muskeln	Nachdenken
Westen	Trockenheit	Herbst	weiß	scharf	Metall	Lunge	Dickdarm	Nase	Haut und Haare	Trauer
Norden	Kälte	Winter	schwarz	salzig	Wasser	Niere	Blase	Ohren	Knochen und Mark	Angst

Die menschliche Wahrnehmung vollzieht sich mittels des Sinnenapparats. Wir nehmen mit dem Auge das Bild beispielsweise einer Rose auf, mit der Nase ihren Geruch, mit den Tastorganen der Hand die Stachel an ihrem Stengel. Ausgehend von dieser Sinnenbetrachtung bilden wir den Begriff der Rose, den wir auf alles Rosenähnliche ausdehnen, das uns ins Wahrnehmungsfeld tritt.

Ähnlich müssen wir die fünf chinesischen Elemente verstehen. Sie sind so etwas wie Ur-Begriffe, auf die die alten Chinesen den isolierten Wahrnehmungsinhalt zurückführen wollten. Es wurde nach dem Holz-, Feuer-, Erd-, Metall- und Wasserähnlichen in der Natur gesucht, und es wurden diese Ähnlichkeitszuordnungen oder Analogien über die ganze menschliche und nichtmenschliche Wahrnehmungswelt ausgebreitet.

I.2.3   Die Zyklizität der »Fünf Elemente«

Die »Fünf Elemente« stehen sich in verschiedenen zyklischen Beziehungen gegenüber, die sich allesamt von der Yin-Yang-Lehre ableiten lassen.

Wir wollen in diesem Zusammenhang die Beziehungen des Erzeugens und des Zerstörens beschreiben. Dabei *erzeugt* das Holz das Feuer, das Feuer die Erde, die Erde das Metall, das Metall das Wasser und schließlich das Wasser das Holz; *zerstört* das Holz die Erde, die Erde das Wasser, das Wasser das Feuer, das Feuer das Metall und schließlich das Metall das Holz.

Die folgende Graphik stellt diese beiden zyklischen Beziehungen bildlich dar. Dabei beziehen sich die pentagonisch angeordneten schwarzgezogenen Linien auf das Erzeugen, die im Pentagramm angeordneten inneren Linien, die gestrichelt gezeichnet sind, dagegen auf das Zerstören.

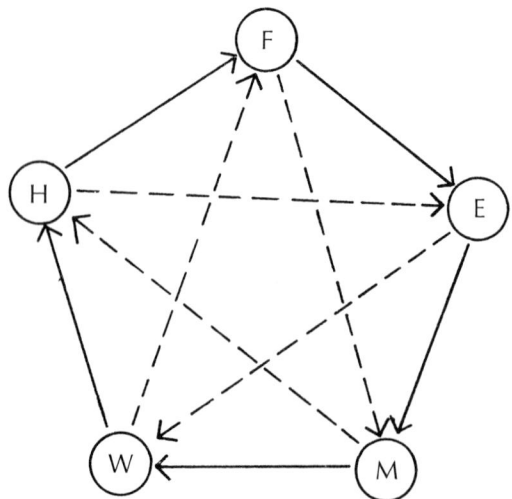

Die Elemente und die ihnen zugeordneten Speicherorgane stehen, was den Zyklus des Erzeugens betrifft, in einer zwiefältigen Beziehung zueinander: einesteils erzeugen sie das ihnen jeweils im Zyklus folgende Element, zum anderen sind sie

Produkte des Erzeugungsprozesses des im Zyklus vorausgehenden. Deshalb sprechen die chinesischen Medizinklassiker von einer Mutter-Kind-Beziehung der Elemente und Organe.

Element/Speicherorgan	Mutter	Kind
Holz – Leber	Wasser – Niere	Feuer – Herz
Feuer – Herz	Holz – Leber	Erde – Milz
Erde – Milz	Feuer – Herz	Metall – Lunge
Metall – Lunge	Erde – Milz	Wasser – Niere
Wasser – Niere	Metall – Lunge	Holz – Leber

Diese Mutter-Kind-Beziehung der Elemente und Speicherorgane wird in der Physiologie, der Pathogenese und der Therapie große Bedeutung beigemessen.

Auch bei der Beziehung des Zerstörens ergeben sich für jedes Element zwei Aspekte: zum einen das aktive Zerstören, zum anderen das passive Zerstörtwerden. So zerstört z.B. das Element Holz die Erde, ist aber seinerseits Ziel der Zerstörung durch das Element Metall usw.

Die Bedeutung des Doppelzyklusses des Erzeugens und Zerstörens hat Nguyen Van Nghi in folgende Worte gefaßt:

»Nach den Hauptregeln der Wandlung der Natur ›hat die Erzeugung die Zerstörung zur Folge und umgekehrt‹. Wenn Erzeugung ohne Zerstörung oder Zerstörung ohne Erzeugung auftritt, geht das natürliche Gleichgewicht verloren. Zerstören und Erzeugen sind die beiden wesentlichen Bedingungen zur Erhaltung des Gleichgewichts aller Dinge und aller Lebewesen. Das Zusammenspiel dieser gegenseitigen Einwirkungen führt Lebewesen und Dinge dazu, sich ohne Unterbrechung zu entwickeln und zu vermehren. So kann z.B. das Holz die Erde zerstören, aber die Erde kann das Metall hervorbringen, das seinerseits das Holz zerstört.
Dieses Gleichgewicht zwischen Erde, Holz und Metall erklärt, daß die Erde, obwohl sie zerstört wird, keine Zeichen von Schwäche aufweist, denn sie kann das Metall hervorbringen, das seinerseits das Holz zerstört.«[13]

I.2.4 Die »Fünf Elemente« in Physiologie und Pathologie

Wie uns schon aus der Tabelle auf Seite 20 bekannt ist, wird jedem Element ein Speicherorgan (Zang) und ein Hohlorgan (Fu) zugeordnet: dem *Holz* Leber und Gallenblase, dem *Feuer* Herz und Dünndarm, der *Erde* Milz und Magen, dem *Metall* Lunge und Dickdarm und dem *Wasser* Niere und Harnblase.[14] Aus dem Zusammenhang von Elementen und Organen ergeben sich folgende nennenswerte physiologischen Beziehungen:

Das *Holz* hat die Eigenschaften des Wachsenlassens und der Entstehung, folglich werden den Organen Leber und Galle Funktionen hinsichtlich der Beförderung der Nahrungsstoffe und der Ausscheidung zugesprochen.

Das *Feuer* hat als besondere Eigenschaft die Hitze, die ein Ergebnis des Yang-Wirkens ist. Das Herz, ein Yin-Speicherorgan mit Yang-Charakter, wurde für die Erwärmung und Warmhaltung der Gliedmaßen und des Rumpfes verantwortlich gemacht. Der Dünndarm, ein Yang- oder Hohlorgan, besorgt dieser Lehre entsprechend die Erwärmung des Bauches.

Die *Erde* vereinigt in sich die Kräfte und Wirkungen der anderen vier Elemente; sie ist deshalb durch die Erzeugung und Umwandlung aller Dinge am besten charakterisiert. Dementsprechend werden Milz und Magen als der »Ursprung von Entstehung und Umwandlung« bezeichnet.

Das *Metall* zeichnet sich durch Klarheit, Schärfe und Sauberkeit aus. Für die Zuordnung der Organe Lunge und Dickdarm zu diesem Element kommt insbesondere die letztgenannte Eigenschaft in Betracht, weil die Lunge die Atemluft gereinigt dem Organismus zuführt und der Dickdarm den Körper von den festen Ausscheidungsstoffen entledigt.

Das *Wasser* und seine Zuordnungen Niere/Harnblase benötigen eigentlich nur wenig Erklärung, denn es ist ja auch im Westen bekannt, daß diese beiden Organe für die Ableitung der wäßrigen Ausscheidungen des Organismus verantwortlich sind.

Was den Zyklus des Erzeugens betrifft, so ergeben sich im lebendigen Organismus folgende Zusammenhänge:

Das *Wasser* erzeugt das *Holz,* die Jing- oder Äther-Kräfte der Nieren nähren die Leber.

Das *Holz* erzeugt das *Feuer,* die Leber speichert das Blut und unterstützt so die Funktionen des Herzens.

Das *Feuer* erzeugt die *Erde,* die Wärmewirkungen des Herzens regen die Milzfunktionen an.

Die *Erde* erzeugt das *Metall,* aus den im Milz-Bereich gewonnenen Nahrungsessenzen regeneriert sich die Kraftart Jing, die die Lunge stärkt.

Das *Metall* erzeugt das *Wasser,* das durch die Atmung aufgenommene »äußere Qi« säubert den Körper von Schadstoffen, die durch die Niere ausgeschieden werden.

Nach dem Zyklus des Zerstörens sind nicht nur die pathologischen Beziehungen der Organe untereinander geordnet. Dieser Zyklus regelt auch die Kontrollfunktionen der Organe, die sie gegenseitig ausüben. Danach regelt

die *Leber* (Element Holz) sowie das Hohlorgan *Galle* die Beförderung der Nahrungssubstanzen und die Ausscheidung gewisser innerer Sekretionsstoffe. Dadurch verhindern diese Organe, daß im Milz/Magen-Bereich (Element Erde) Stauungen auftreten.

Die *Milz* (Element Erde) und das ihr zugeordnete Hohlorgan *Magen* können durch die ihnen zugesprochenen Funktionen des Erzeugens und Umwandelns verhindern, daß die Niere (Element Wasser) und das ihr zugeordnete Hohlorgan Harnblase von wasserlöslichen Schadstoffen überschwemmt werden.

Die *Niere* (Element Wasser) und das ihr zugeordnete Hohlorgan *Harnblase* können durch ihre mit dem Wasserhaushalt verbundenen Tätigkeiten verhindern, daß eine pathologische Ansammlung hitziger Energien im Bereich des Herzens (Element Feuer) und dem ihm zugeordneten Dünndarm stattfindet.

Das *Herz* (Element Feuer) und der ihm zugeordnete Dünndarm können durch die ihnen zugesprochenen Wärmefunktionen verhindern, daß die Lunge (Element Metall) und der Dickdarm ihre Reinigungsfunktionen im Übermaß wahrnehmen.

Die *Lunge* (Element Metall) und der ihr zugeordnete *Dickdarm* bewirken durch die normale Aufnahme und Absorption des »äußeren Qi«, daß die Leber (Element Holz) und das ihr zugeordnete Hohlorgan Galle die Beförderung der Nahrungssubstanzen und die Ausscheidung bestimmter innerer Sekretionsstoffe wahrnehmen können.

Wie zur Erläuterung der physiologischen Funktionen des menschlichen Organismus, so werden die geschilderten Beziehungen des Erzeugens und Zerstörens auch zur Analyse der pathologischen (krankhaften) Beziehungen der Organe untereinander herangezogen.

Entsprechend der Mutter-Kind-Beziehungen der Organe untereinander (siehe Seite 21) werden zwei Möglichkeiten derartiger pathologischer Beziehungen genannt:

1. *Xu-xie* (pathologische Wechselwirkung aufgrund von Leere-Erscheinungen): Dabei überlagert der Erschöpfungs- oder Leerezustand eines Mutter-Organs das ihm im Zyklus nachfolgende Kind-Organ. Beispiel: Bei einer Leere-Symptomatik der Leber (Holz) und ihres zugehörigen Hohlorgans Galle ist bald auch im Bereich des Herzens oder des Dünndarms (Feuer) ein Leerezustand zu diagnostizieren.
2. *Shi-xie* (pathologische Wechselwirkung aufgrund von Fülle-Erscheinungen): Dabei überlagert der krankhafte Zustand des Kind-Organs das Mutter-Organ. Beispiel: Wenn Fülle-Erscheinungen im Bereich des Herzens (Feuer) oder des ihm zugeordneten Hohlorgans Dünndarm unbehandelt bleiben, kann das Mutter-Organ des Herzens, die Leber (Holz), keine Energie mehr an ihr Kind-Organ weitergeben. Das führt zu Stauungen im Bereich von Leber und Galle, die als Fülle-Erscheinungen manifest werden können.[15]

Vergleichbare Beziehungen zwischen den inneren Organen lassen sich auch entsprechend des Zyklusses des Zerstörens ziehen. Dabei gilt als Grundregel, daß die Energie eines Organs entartet, wenn sein Kontrollorgan (d.h. das ihm im Zyklus gegenüberstehende »Zerstörende«) durch einen krankhaften Prozeß geschädigt ist. So wird z. B. bei einer Erkrankung des Bereichs Leber/Galle (Holz) auch der Bereich Milz/Magen (Erde) erkranken. Ähnliches läßt sich über die anderen Organbereiche sagen.

I.2.5 Die »Fünf Elemente« in Diagnose und Therapie

Bei der Diagnose der Krankheiten entsprechend der vier Untersuchungsmethoden (Si-shen, siehe Seite 79 ff) werden die verschiedenen Symptomatiken mit Hilfe der durch die Kenntnis der »Fünf Elemente« gegebenen Kriterien folgendermaßen geordnet:

>»Will man durch Betrachten eine Krankheit feststellen, muß man die fünf Farben erkennen. Will man durch Hören eine Krankheit analysieren, muß man auf die fünf verschiedenen Stimmen achten. Will man die Entstehung und Lokalisierung einer Krankheit durch Riechen feststellen, muß man die fünf Gerüche unterscheiden. Will man die Pulse am Handgelenk betasten, kann man je nach der Leere oder Fülle feststellen, in welchen inneren Organen die Krankheit liegt.«[16]

Hier wird, wie der Leser sehen kann, das an das System der »Fünf Elemente« angeschlossene Analogiesystem in die Betrachtung, Analyse und Beurteilung der Krankheiten einbezogen. So kann, wenn man das Analogiesystem genau kennt, auch die verwickelste Symptomatik aufgedeckt und auf ihre Ursache zurückgeführt werden. Dies ist allerdings keine leichte Sache. Zu der differenzierten Kenntnis des Analogiesystems muß sich die praktische Erfahrung am Krankenbett gesellen, wenn die Diagnose nach den Erscheinungsformen der »Fünf Elemente« nicht zu einem abstrakten intellektualistischen Spiel werden soll. Letzteres war in den letzten Jahrhunderten häufig der Fall, so daß die »Fünf Elemente-Lehre« bei den ernsthaften, mehr an praktischer Medizin als an theoretischer Spekulation interessierten chinesischen Ärzten etwas in Verruf geraten ist.

In der Therapie kommt wiederum die Mutter-Kind-Regel zur Anwendung. Das heißt, daß man bei der Behandlung von Erkrankungen der Speicher- und Hohlorgane immer an die ihnen im Zyklus vorausgehenden oder folgenden Organbereiche denken muß. So soll man bei der Behandlung von Leber- und Galle-Erkrankungen (Element Holz) immer einige Punkte des Wasser-Bereichs behandeln, also Punkte entweder des Nieren- oder des Harnblasen-Meridians. Gemäß der nun zur Genüge beschriebenen Zyklizität der »Fünf Elemente« soll man mit den anderen Organbereichen entsprechend verfahren.

Abschließend sei noch bemerkt, daß in der Volksrepublik China seit Ende der sechziger Jahre versucht wird, die »Fünf-Elementen-Lehre« aus dem Gesamtbild der traditionellen chinesischen Medizin herauszusondern. Man geht davon aus, daß sie weitgehend überflüssig sei und durch die Lehre von Yin und Yang, die sich in etwa mit den heute in China gültigen Weltvorstellungen des dialektischen Materialismus vereinbaren läßt, voll und ganz zu ersetzen ist.

Dieser Auffassung, der (wenn auch nicht mit der modernen chinesischen Radikalität) einige westliche Autoren Folge leisten, muß an dieser Stelle energisch widersprochen werden. Es muß dabei hervorgehoben werden, daß die Lehre von den »Fünf Elementen« die relativ abstrakten Folgerungen, die sich aus einer Kenntnis von Yin und Yang ergeben, auf die Verhältnisse im lebendigen Organismus bezieht und sie infolgedessen konkretisiert. Die vorangehenden Ausführungen geben darüber beredtes Zeugnis ab. Wenn man die Yin-Yang-Lehre als den großen, makrokosmisch-universellen Rahmen begreift, in dem sich die Lebenserscheinungen manifestieren können, so stellt die »Fünf-Elementen-Lehre« gewissermaßen den Mittelbereich dar, durch den das einzelne mikrokosmisch-irdische Leben eines Organismus begriffen und im Krankheitsfalle begutachtet und behandelt werden kann.

Wenn man die »Fünf-Elementen-Lehre« aus der traditionellen chinesischen Medizintheorie entfernt, so entfernt man gewissermaßen das Zwischenglied, durch das die Lebenserscheinungen des einzelnen Organismus als Abbild eines übergeordneten kosmischen Wirkzusammenhanges begriffen werden können. Die Folge eines solchen Vorgehens kann nur sein, daß die chinesische Medizintheorie zu einem abstrakten, von der Wirklichkeit des lebendigen Organismus losgelösten Spekulationsobjekt mißrät, das für den Praktiker nur noch sozusagen historischen Wert haben kann. Ohne ihren theoretischen Hintergund aber wäre die traditionelle chinesische Medizin ein Torso, mit dem niemand mehr effektiv Krankheiten erkennen und behandeln könnte.

II   Energetische Organlehre

Wir werden nun ein Teilgebiet der traditionellen chinesischen Medizin betreten, auf dem wir uns, im westlichen materialistischen Denken und Verstehen geschult, nur mühevoll zurechtfinden werden: der energetischen Organlehre. Hier werden andere Grundregeln und -gesetze geltend gemacht, als es die sind, die die westliche Medizin postuliert. Uns wird im folgenden beschäftigen, was die chinesische Medizin unter einem »Organ« versteht. Wir werden sehen, daß das »Organ« der traditionellen chinesischen Medizintheorie kein primär physisches Gebilde ist, das sich aus seinem Zellaufbau, seiner Gewebstruktur oder aus einer quasi technischen Funktion innerhalb eines maschinenhaft organisierten Wesenszusammenhangs erklären ließe. Wir werden ferner sehen, daß sich das »chinesische Organ« nur aus dem System der Körperenergie erklären läßt, in dessen Gesamtheit die Energie des einzelnen Organs als eines seiner Teile eingebettet ist. Folglich ist diese Lehre eine *energetische Organlehre* zu nennen, im Gegensatz zu westlichen, die wir als eine *physische Organlehre* kennen.[17]

Erstaunlicherweise wurde in der Organlehre der traditionellen chinesischen Medizin das sinnlich Wahrnehmbare an den Organen nicht in den Mittelpunkt des Erkenntnisinteresses gerückt. In dieser Organlehre, die »Zang-xiang« genannt wurde, was wörtlich übersetzt soviel wie »Erscheinungsbilder der (inneren) Speicher« heißt, hat das Organ eine vorwiegend energetische Bestimmung erfahren.

Bevor wir uns diesen Begriffsbestimmungen des Organs, der Energie und des Organismus als Ganzem zuwenden können, müssen wir uns vorweg einige Begriffe erarbeiten, die wir in der weiteren Folge der Darstellung sozusagen als Handwerkszeug gebrauchen werden. Wir könnten uns (wie die Mehrzahl der Autoren, die sich über die traditionelle chinesische Medizin oder einen ihrer Teilbereiche verbreiten) damit zufrieden geben, die Begriffe der chinesischen Medizin gleichzusetzen mit den entsprechenden der westlichen Naturwissenschaften und Medizin. Ein solches Vorgehen, so bequem es ist, muß aber notwendigerweise dazu führen, daß der besondere Charakter der chinesischen Wissenschaften verborgen bleibt. Mißverständnisse träten an die Stelle eines echten, tieferen Verständnisses, wie es das Objekt unserer Untersuchung erfordert, denn der chinesischen Medizin liegt – die vorherigen Kapitel haben schon ausreichend darauf hingewiesen – ein vollkommen andersgeartetes Verständnis vom Wesen der lebendigen Natur zugrunde als der modernen westlichen und den ihr angegliederten Hilfswissenschaften.

Wir müssen uns, wollen wir uns den besonderen Charakter des in den chinesischen Wissenschaften entworfenen Menschenbildes vergegenwärtigen, mit folgender Drei-Schichtung vertraut machen, deren verschiedene Ebenen sich nach der Auffassung der klassischen chinesischen Naturwissenschaftler, Philosophen und Mystiker im Menschen durchdringen[18]:

1. *Die physische Ebene.* Zu ihrer Durcharbeitung wurde schon frühzeitig eine Anatomie entwickelt, die sich aber in der Auseinandersetzung mit der konfuzianistischen Geistes- und Kulturströmung nicht behaupten konnte und sozusagen in ihren Kinderschuhen stecken blieb.

2. *Die energetische Ebene.* Ihr galt zweifellos das Hauptinteresse der Schöpfer der traditionellen

chinesischen Medizin. Hier wurden (wir werden es anschließend noch im Detail sehen) die Organe als energetische Kräftefelder bestimmt und untereinander durch Energieströme oder Meridiane verbunden.

3. *Die geistige Ebene.* Hier wurden Körpergottheiten erkannt und beschrieben, die in verschiedenen Organen des menschlichen Körpers wohnen und für deren Pflege verantwortlich sind.

Es wurde angenommen, daß sich die drei Ebenen (man könnte sie auch Dimensionen oder Pläne nennen) einander durchdringen. Wir wollen nun versuchen, die drei Ebenen zu beschreiben und auf ihr Ineinander-Verbundensein hinweisen.

II.1   Die physische Ebene

Obwohl die Anatomie im chinesischen Bereich bis in unser Jahrhundert hinein relativ unterentwickelt und undifferenziert geblieben ist und obwohl ihr in der chinesischen Medizintheorie eine vergleichsweise unbedeutende Nebenrolle zuerkannt wurde, hat sie doch auf die Bildung der chinesischen Organlehre einen unverkennbaren Einfluß genommen. Allerdings wurde sie, wie das folgende, dem *Ling-shu Jing* entnommene Zitat wohl zur Genüge zeigt, nie gesondert als »Sezierungs-Wissenschaft« betrieben. Scheinbar haben die sezierenden Ärzte des Altertums über hochgradige hellsichtige Fähigkeiten verfügt:

»An einem acht Fuß großen Menschen befinden sich Haut und Fleisch. (Diese) kann man von außen durch Messen, Wägen und Fühlen inspizieren und so (zu Erkenntnissen über sie) kommen. Ist (der Mensch) tot, kann man ihn sezieren und sein (Körperinneres) in Augenschein nehmen. Die feste oder bröcklige (Konsistenz) der Speicherorgane, die großen oder kleinen (Ausmaße) der Hohlorgane, die vielen oder wenigen Einbuchtungen (zwischen den Organen), die langen oder kurzen (Ausdehnungen) der Gefäße, die reine oder unreine (Beschaffenheit) des Blutes, das übermäßige oder mangelnde (Vorhandensein) der Energie ›Qi‹, (sowie das Übermaß von Blut und Mangel an der Energie ›Qi‹, der Mangel an Blut und das Übermaß von ›Qi‹, das Übermaß von Blut und Energie ›Qi‹ bzw. ihr Mangel auf den zwölf Meridianen – sie alle haben ihre bestimmte Zahl.«[19]

Wahrscheinlich wurde die Unterscheidung der Organe in fünf (bzw. sechs) Speicherorgane (Zang) und sechs Hohlorgane (Fu) aufgrund derartiger Leichenbetrachtungen vorgenommen, bei denen sich die sinnliche Betrachtung und die hellsichtige Schau mischten. Interessant ist in diesem Zusammenhang, daß sich in den klassischen Schriften

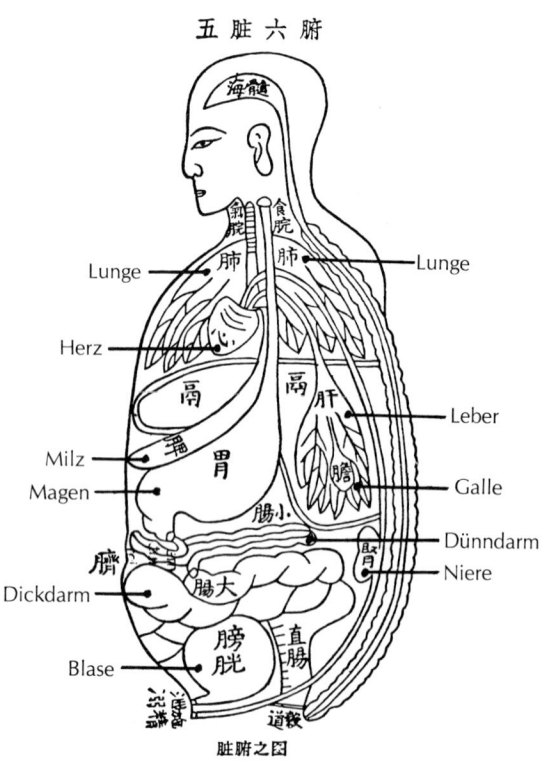

Ming-zeitliche Darstellung (um 1550 n.Chr.) aus: *Zhen-jin Oa-chang.* Peking 1962.

keine Beschreibungen dessen finden, was mit Hilfe der sinnlichen Betrachtung zutage gefördert wurde. Das obige Zitat zeigt im Gegenteil, daß man sich für die Zahlenverhältnisse interessierte, in denen, altchinesischer Kabbalistik folgend, die rhythmische Struktur kosmisch-übersinnlicher Krafteinwirkungen ihren erkennbaren Ausdruck findet.

Erst gegen Ende der Ming-Dynastie (zu Beginn des 16. Jahrhunderts) ging man dazu über, die von da an erscheinenden Werke über Medizin mit einfachen Darstellungen und Beschreibungen der Organe zu ergänzen. Wir wollen, um dem Leser ein abgerundetes Bild der verschiedenen Ebenen der chinesischen Organlehre vor Augen zu führen, auf die Abbildungen der zwölf Organe hinweisen (siehe Seite 42 ff).

II.2 Die energetische Ebene

Hier müssen wir zunächst den Begriff der Energie erörtern, der sich als allgemeiner Terminus für die Vielzahl der Kräfte und Kraftformen, die nach Ansicht der traditionellen chinesischen Medizintheorie den ganzen menschlichen Körper durchwirken, in der einschlägigen westlichen Literatur eingebürgert hat.

Während sich der Begriff »Organ« von dem griechischen Wort für Werkzeug ableitet, leitet sich der Begriff der Energie von griechisch ενεργεια ab, was Wirkkraft bedeutet.

Von dieser Ur- oder Kernbedeutung ausgehend, erhält der Begriff der Energie im Zusammenhang der traditionellen chinesischen Medizintheorie seine volle und unbestreitbare Berechtigung. Wenn man allerdings versucht, rein physikalisch-chemische oder biologisch-medizinische Vorstellungen in ihm wiederzufinden, wie sie in der modernen westlichen Naturwissenschaft geläufig sind, wird man die tiefere Bedeutung des chinesischen Begriffes nie ganz erfassen können.

Die traditionelle chinesische Medizintheorie unterscheidet gut ein Dutzend Grundformen und gut zwei Dutzend Nebenformen der Energie. Sie bezieht sich dabei durchweg auf dasselbe Grundphänomen: die Existenz dessen, was wir im weiteren Verlauf der Darstellung »Energie«, »Wirkkraft« oder »übersinnliche Kraft« nennen werden. Die begriffliche Aufgliederung dieses Grundphänomens ist vorgenommen worden, um die in bestimmten umgrenzten Erfahrungszusammenhängen in immer gleicher Beschaffenheit wiederkehrenden Erscheinungsbilder der Energie zu benennen und voneinander abzugrenzen.[20]

Wir wollen uns nun den Energiearten im einzelnen zuwenden, wie sie in der klassischen chinesischen Medizintheorie beschrieben werden. Selbstverständlich werden wir es im Rahmen dieses Mikromassage-Buches bei der Beschreibung der wichtigsten Energiearten belassen müssen. Diese sind:

II.2.1 »Qi« oder die Wirkkraft im allgemeinen

Dieser Begriff erscheint zunächst als allgemeiner Terminus für »Energie« schlechthin. Das heißt, daß er häufig dann in den klassischen Schriften auftaucht, wenn zwar das Wirken einer Kraftform erkannt wird, ihr Wirkungsbereich aber noch nicht eindeutig bestimmbar ist. Es werden ein »äußeres Qi« und ein »inneres Qi« unterschieden. Das äußere Qi ist eine kosmische Energieform oder Wirkkraft, die nicht eindeutig abgrenzbar, also ihrem Wesen nach grenzenlos ist. Der Mensch nimmt dieses äußere Qi durch Atmung und Ernährung auf und bereitet daraus die individualspezifische Komposition des inneren Qi. Durch diese Eingliederung in den individuellen menschlichen Organismus wird das Qi zu einer abgegrenzten und abgrenzbaren Größe.

An den Begriff des Qi gliedert sich ein breiter Fächer von Unterscheidungen, wodurch dieser zuerst verhältnismäßig allgemeine Begriff seinem besonderen Wirkungsbereich im Gefüge des übersinnlichen Kräftesystems zugeführt wird. Die wichtigsten Variationen des Qi sind:

Da-Qi: über die Atmung aufzunehmende oder bereits aufgenommene Energie.

Gu-Qi: in der pflanzlichen Nahrung enthaltene oder bereits durch sie aufgenommene Energie.

Ni-Qi: ein der normalen Umlaufs- und Ausbreitungsrichtung der Energie entgegenlaufender oder entgegenwirkender Energiebetrag.

Xie-Qi: krankhafte, anormale Energieformen.

Fu-Qi: beim Pulsfühlen spürbare Energie.

Zudem wird dieser Begriff zur allgemeinen Bestimmung der den Organen eigenen Wirkkräfte und Energiefelder benutzt, als *Gan-Qi* (Wirkkraft oder Energiefeld der Leber), *Xin-Qi* (Wirkkraft oder Energiefeld des Herzens) und so weiter. In diesem Zusammenhang weisen die Klassiker aber ausdrücklich darauf hin, daß man sich unter den Wirkkräften der Organe nicht etwa ein Konglomerat dessen vorzustellen hat, was sie auf der physisch-materiellen Ebene an Energie produzieren. Das *Su-wen* schreibt:

»Die fünf Speicherorgane nehmen das *Qi* (passiv) in sich auf – dadurch leben sie.«[21]

Diesem Zitat zufolge sind die Organe in erster Linie Akkumulatoren kosmischer Kräfteformen, andere Stellen in den Klassikern weisen darauf hin, daß sie die empfangenen Energiearten in sich umformen und verändern.

Eine überaus wichtige Rolle schreibt das *Su-wen* dem *Qi* im Zusammenhang der Entstehung und Ausbreitung der Krankheiten zu:

»Alle Schmerzzustände haben ihre Ursache im *Qi*. Die vielen Krankheiten, sie alle wachsen im *Qi*.«[22]

Zusammenfassend betrachtet, erweist sich das *Qi* als eine ausgesprochen vielschichtige Größe, die nur schwerlich durch einen ein-deutigen Begriff westlicher Sprachen übersetzt und erfaßt werden kann. Wenn wir allerdings den Boden der materialistischen Naturwissenschaften verlassen und beispielsweise einen adäquaten Begriff in der Terminologie der anthroposophischen Geisteswissenschaft suchen, so ist er, zumindest was seine unspezifische Verwendung anbetrifft, dem der Kraft ähnlich, wie ihn die geisteswissenschaftlichen Schriften vielfach verwenden. Selbstverständlich ist dabei nicht an mechanische Kraft zu denken, sondern an subtile Kraftformen, wie sie uns in der Physik z.B. als magnetische Kraft begegnen. Wie in der chinesischen medizinischen Literatur so taucht auch in der geisteswissenschaftlichen der Begriff der Kraft in den verschiedensten Zusammenhängen auf: als »Kraft des Astralleibs«, »Kräfte des Ätherleibs« usw. Dadurch wird das, was als Kraft erkannt wird, seinem jeweiligen Erfahrungszusammenhang zugeführt, ähnlich wie wir dies bei der Verwendung des Begriffes Qi in der chinesischen Medizintheorie gerade gesehen haben.

II.2.2 »Xue« oder die Wirkkraft des Blutes

Das Wort »Xue« heißt in der Alltagssprache Blut. In den klassischen und modernen medizintheoretischen Schriften wird es als energetischer Terminus von besonderem Charakter viel verwandt. In diesem Begriff durchdringen sich die physische Ebene und die Ebene der übersinnlichen Kräfteformationen auf eigenartige Weise. Zuerst und hauptsächlich bezeichnet dieser Begriff der Körpersaft Blut, der *Xue-ye* genannt wird. In diesem Sinne ist er identisch mit dem Blut der westlichen Medizin. Als *Xue-qi* dagegen bezeichnet er eine Energie- oder Kraftart, die übersinnlicher Natur ist, obwohl sie an den sinnlich-wahrnehmbaren Körpersaft Blut gebunden ist.

Die Entstehung des *Xue* im menschlichen Organismus wird vom *Ling-shu* folgendermaßen beschrieben:

»Der Mittlere Erwärmer nimmt (passiv) *Qi* auf und verschafft sich Säfte. Er verändert und verwandelt diese und färbt sie rot. Sie werden dann Blut genannt.«[23]

Im sogenannten »Mittleren Erwärmer«, worunter man sich die Zusammenfassung bestimmter gemeinsam ausgeführter und sich wechselseitig bedingender Funktionen von Magen, Milz und Leber zu einem Energiefeld innerhalb des Organs des dreifachen Erwärmers vorzustellen hat, wird aus dem aufgenommenen *Qi* das Blut in Gestalt einer Flüssigkeit gewonnen und nach Bedarf auf den Körper verteilt.

Am häufigsten taucht der Terminus *Xue* zusammengeschmolzen mit *Qi* auf: als *Qi-xue*, die Energie, die auf den Meridianen fließt. Hierbei erweist sich, daß Xue auch ein energetischer Terminus ist, durch den eine subtile übersinnliche Kraftform bezeichnet wird, die an das Blut gebunden ist, denn daß auf den Meridianen kein Blut fließt, daß die Meridiane Leitgefäße für die subtilsten Kraftformen sind, die im menschlichen Organismus wirken, war den Schöpfern der chinesischen Medizintheorie bestens bekannt.

II.2.3 »Jing« oder die Ätherkräfte

Nun wäre eine dritte Energie- oder Wirkkraftform zu beschreiben, die von alters her »Jing« genannt wird. In der modernen Wörterbuchbedeutung kann das entsprechende Zeichen »Auszug, Essenz«, »Urstoff« und »Samen« heißen: zudem wird noch die Bedeutung aufgeführt, die wir an diesem Ort behandeln: es wird ein Seelenglied damit bezeichnet.

Für das Verständnis dieser Begriffe erweist es sich (wie bei der Diskussion der Begriffe Yin und Yang) als sehr hilfreich, auf den bildlichen Symbolwert des Zeichens zurückzugehen.

	antike Grapheme	
modernes Zeichen	links	rechts

精	米	»Korndreschen« »Reis«	oben: »lebendige Pflanze« (ohne Wurzel) unten: »Zinnober« (im Alchimisten- kessel)

Das links stehende Graphem bezeichnet in seiner Urbedeutung das Dreschen des Kornes, durch das die Samen aus der Ährenhülle herausgeholt werden. Aus einem Weizenkorn, steckt man es in den Boden, sprießt immer ein Weizenhalm hervor, aus einem Reiskorn eine Reispflanze. So nahmen die alten Chinesen an, daß eine bestimmte Wachstumskraft der Pflanze im Samen zusammengeschmolzen ist.

Der rechte Zeichenteil besteht aus zwei Graphemen: oben steht die lebendige Pflanze, wie sie sich

durch ihre oberirdigen Glieder zeigt, im typischen »Blattgrün«; unten sieht man den Zinnober[24] im Alchimistenkessel – seine Farbe ist die komplementäre zum Blattgrün, das »Zinnoberrot«. Diese beiden Grapheme ergeben in derselben Formierung das Zeichen »Qing«, das »Naturfarben« oder »Blattgrün« bedeutet.[25]

Das Blattgrün ist die Farbe des Frühlings, des beginnenden Wachstums, das in der Pflanzenwelt nach der Beendigung des Winters von neuem einsetzt. Zinnober galt in der chinesischen Alchimie als Droge der Unsterblichkeit. Die Zeichenbestandteile Same, Blattgrün und Zinnober legen also nahe, daß es sich beim *Jing* um eine Wachstums- oder Lebenskraft handeln muß.

Als medizintheoretischer Terminus umschreibt das *Jing* zuerst eine außerhalb des Menschen existierende Kraft, die aus dem kosmischen Umkreis auf die Erde einströmt. Der Mensch gliedert sich diese Kraft ein, indem er *äußeres Qi* einatmet oder über die Pflanzennahrung aufnimmt, diesem Teile entzieht und diese im »Unteren Erwärmer«, dem Kraftfeld des Urogenitalsystems, in *Jing* verwandelt. Die auf diese Art und Weise gewonnene Kraftart wird in der rechten Niere (dem Ming-men-Lebenstor) in Gestalt einer unsichtbaren Flüssigkeit gespeichert.

In der physiologischen Theorie der chinesischen Medizin ist *Jing* die Kraft, die die Wachstums- und Gestaltungsprozesse im menschlichen Körper lenkt. Anfänglich ist es die Kraft, die den Embryo im Mutterleib wachsen läßt:

»Wenn der Mensch zu wachsen beginnt, vervollständigt sich zuerst das *Jing*. Ist dies geschehen, dann wachsen Hirn und Knochenmark.«[26]

»Deshalb nennt man die Herkunft der Lebensvorgänge *Jing*.«[27]

Diese beiden Zitate zeigen, daß mit dem Begriff *Jing* die Lebens- und Gestaltungskräfte angesprochen werden, die den Aufbau des menschlichen Körpers lenken. Demzufolge wurde angenommen, daß diese Kraft in den kindlichen Entwicklungsphasen das Wachstum des Knochengerüstes und die Ausgestaltung des Nervensystems und der inneren Organe bewirkt. Man nahm fernerhin an, daß das *Jing* bis etwa zum fünfundzwanzigsten Lebensjahr beständig zunimmt, dann bis etwa zum fünfunddreißigsten Lebensjahr stagniert und in den folgenden Lebensabschnitten beständig abnimmt. Wenn das *Jing* völlig aufgebraucht ist, stirbt der Mensch.

Wer etwas in anthroposophischer Menschenkunde Bescheid weiß, kann im *Jing* leicht einige Merkmale feststellen, die diese Kraft mit den dort beschriebenen »Kräften des Ätherleibs« gemein hat, denn nach der geisteswissenschaftlichen Theorie sind der Ätherleib und seine Kräfte so etwas wie ein Gestalter oder Architekt des physischen Leibes. Diese Kräfte werden als beweglich und in beständigem Fluß befindlich beschrieben. Sie strömen von Organ zu Organ und gliedern sich immer wieder in die höhere Einheit des Ätherorganismus ein. Dieser Ätherorganismus oder Ätherleib durchsetzt und durchflutet den physischen Leib in allen seinen Teilen. Aus dem Schlafzustand heraus kann man die Tätigkeiten des Ätherleibes am besten begreifen, denn während des Schlafs ist der physische Leib ausschließlich der Einwirkung des Ätherleibs und seiner Kräfte überlassen. Wären der physische Leib und der Ätherleib fortwährend sich selbst überlassen, so befände sich der Mensch in einem andauernden Schlafzustand. Ein Wachbewußtsein, das sich in räumlicher Fortbewegung, Begierden, Instinktverhalten oder gar in menschlicher Gedankentätigkeit zeigt, würde es nicht geben. Ein solcher Seinszustand wäre dem der Pflanzen am ähnlichsten. Daraus folgt die Geisteswissenschaft, daß der Ätherleib dasjenige am Menschen darstellt, was er wesensgemäß mit dem Pflanzenreich gemein hat.

Wir dürfen hieraus allerdings nicht den allzu einfachen Schluß ziehen und *Jing* mit Ätherleib gleichsetzen. Bei aller Nähe und Ähnlichkeit, die wir bei beiden Begriffen unschwer feststellen können, darf doch nicht übersehen werden, daß die chinesische Medizintheorie und Menschenkunde lediglich verschiedene Energie- oder Kraftarten erkennt, diese aber nicht in höhere, dem physischen Leib übergeordnete und aus nichtsinnlicher Substanz gebildete Organismen oder Leiber zusammengefaßt hat.

Wir können allerdings mit einigem Recht sagen, das die Energieart *Jing,* wenn von ihr in medizintheoretischen Texten die Rede ist, bestimmte Kräfte bezeichnet, die von der Geisteswissenschaft »Ätherische Kräfte« genannt werden.

II.2.4 »Shen« oder die Astralkräfte

Die Energieart, die wir als letzte behandeln, wird von alters her »Shen« genannt. In Wörterbüchern werden die Bedeutungen »übernatürlich«, »göttlich« und »Geist« bzw. »Geister, Spuk« usw. genannt.[28]

Das *Shen* kann uns erst dann richtig verständlich werden, wenn wir in ihm einen Gegenspieler zum *Jing* verstehen. Während die Wirkkraft des *Jing* den Aufbau- und Gestaltungsprozessen im menschlichen Körper zugrunde liegt, ist es das *Shen,* das dem Menschen die wachbewußte Lebendigkeit verleiht. Ein magisch-alchimistischer Text aus der Zeit um Christi Geburt drückt den Zusammenhang zwischen den beiden Wirkkräften folgendermaßen aus:

»Was bedeuten die beiden Begriffe *Jing* und *Shen? Jing* ist verbunden mit der Vorstellung von Ruhe. Es ist die Wirkkraft der Ausbreitung und Fortpflanzung unter dem Großen Yin (dem im Yin enthaltenen Yang, siehe Seite 12). Es entspricht der umformenden Kraft des Wassers, die Fruchtbarkeit und Leben herbeiführt.
Andererseits ist *Shen* verbunden mit der Vorstellung von unsinniger Verwirrung. Es ist die Wirkkraft, die unter dem Großen Yang (dem im Yang enthaltenen Yang) wirksam ist. (Es entspricht insofern der umformenden Kraft des Feuers, die den Lebewesen ihre Verhaltensstruktur gibt.[29]) Es kann generell der Ursprung der Wandlungen und Umformungen in allen Gliedern (und Organen) des Körpers genannt werden.«[30]

Folgt man dieser Begriffsbestimmung, dann kann man eigentlich nur unserer These Folge leisten und *Jing* eine Äther- oder Wachstums- und Gestaltungskraft nennen, deren Entsprechung auf dem physischen Plan die vegetativen Lebensprozesse sind. Demgegenüber muß man im *Shen* die Wirkkraft sehen, die es dem Menschen ermöglicht, mittels seines Sinnesapparats aktiven Bezug zur Außenwelt herzustellen. Sie ist somit, geisteswissenschaftlichen Auffassungen zufolge, eine astralische Kraft.

Noch auf etwas anderes ist in diesem Zusammenhang hinzuweisen. In der Geisteswissenschaft wird das Wasser der Inkarnationstoff für das Wirken des Ätherischen genannt. Das hier aufgeführte

Zitat weist eindeutig auf den Bezug zwischen *Jing* oder Ätherkraft und dem Wasser hin. Dagegen wird das *Shen* in Entsprechung zum Feuer (oder großen Yang) gestellt. In der geisteswissenschaftlichen Literatur findet sich ähnliches: dort wird der Astralplan auch die Ebene des Begierdenfeuers genannt.

Im engeren Bereich der chinesischen Medizintheorie wird das *Shen* in Beziehung zu den geistigen Funktionen wie dem Vorstellungsleben (Yi), dem Willensleben (Zhi), dem Denken (Si), dem Wissen (Zhi) und dem plandenden Überlegen (Lü) gestellt, außerdem zu den geist- und körpergebundenen Seelengebieten (Hun und Po). Das *Shen* hat seinen Sitz im Gehirnrückenmarks-Nervensystem und regiert das Organ Herz. Es tritt zum geringeren Teil in den ersten Wochen nach der Zeugung, zum überwiegenden Teil aber erst nach der Geburt in das menschliche Wesen ein. Vom Herzen her übt es eine beständige Wirkung auf die inneren Organe aus. Diese Tätigkeiten werden als entscheidend über Leben und Tod des Menschen angesehen:

»Derjenige, der *Shen* besitzt, blüht auf. Derjenige, der des *Shen* verlustig geht, stirbt dahin.«[31]

Damit wollen wir unsere Ausführungen über die Energiearten beenden, die von der traditionellen chinesischen Medizintheorie erkannt werden. Wir haben hier, im begrenzten Zusammenhang dieses Buches über Mikromassage, vieles nur andeuten können, was eigentlich näherer und eingehender Erörterungen bedarf. Wir haben mit *Qi, Xue, Jing* und *Shen* auch nur die wichtigsten Energiearten behandelt, die in der chinesischen Medizintheorie genannt werden. Viele andere wären noch erwähnenswert: wir sind uns der mangelnden Vollständigkeit unserer Ausführungen bewußt.

Abschließend zu diesem Thema wollen wir den Alchimisten und Magier Ke Hong sprechen lassen, der im 4. Jahrhundert n. Chr. gelebt hat und durch seine Schriften nachhaltigen Einfluß auf die okkulten Strömungen im Daoismus ausgeübt hat:

»Der Körper des Menschen gleicht einem Staatswesen ... Das *Shen* (Astralkraft) gleicht dem Herrscher, das *Jing* (Ätherkraft) der Beamtenschaft, das *Qi* (Nahrungs- und Atmungs-Energie) dem Volk. Deshalb: wer den Körper regiert, der vermag auch ein Staatswesen zu regieren.

Indem man dem Volk Liebe entgegenbringt, hält man das Staatswesen in Ruhe, und indem man sein *Qi* nährt, macht man seinen Körper zu einer Ganzheit. Wenn das Volk sich auflöst, dann ist das Staatswesen tot, und wenn sich das *Qi* erschöpft, stirbt der Körper ab. Absterbendes kann aber nicht wachsen, Totes nicht überdauern ...

Wenn man das Volk unzureichend ernährt, droht bald Gefahr (für den Staat), und wenn man das *Qi* ungenügend reinigt, verschmutzt leicht (der Körper). Deshalb: fällt (der Herrscher *Shen*) Urteile in majestätischer Tugend, so bewahrt (er) den Schutz der Fruchtbarkeitsgötter (für die Gemeinschaft), und legt (der Mensch) seinen Begierden und Gelüsten Schranken auf, festigt er sein *Jing*. So bewahrt er für die folgende Zeit die Einheit (seiner höheren Wesensglieder). Die Gottheiten der körper- und geistgebundenen Seelengebiete (sieben Hun und drei Po) werden behütet, die vielen Arten von Unheil abgehalten und die Lebensjahre verlängert.«[32]

II.2.5 Die Organe

Die traditionelle chinesische Medizin erkennt zwölf Organe, die sich aus den oben geschilderten Ineinanderwirken von Yin und Yang und den »Fünf Elementen« ergeben. Sie werden in zwei Hauptgruppen unterschieden: in *Speicherorgane* (Zang) und in *Hohlorgane* (Fu).

Wichtig ist, daß sich die Speicher- und Hohlorgane zueinander wie Yin und Yang verhalten und zudem noch im zyklischen Energiefluß über die »Fünf Elemente« miteinander verbunden sind. Dabei gelten die Speicherorgane als Yin und die Hohlorgane als Yang. So gehören jeweils ein Yin- und ein Yang-Organ zu einem der »Fünf Elemente«.

Organe		
Yin/Zang	Yang/Fu	Elemente
Leber	Galle	Holz
Herz	Dünndarm	Feuer
Dreifacher Erwärmer	Herzbeutel	Feuer*
Milz	Magen	Erde
Lunge	Dickdarm	Metall
Niere	Blase	Wasser

* Im Unterschied zu den anderen Elementen sind dem Element Feuer vier Organe (zwei Speicher- und zwei Hohlorgane) zugeordnet.

II.2.6 Das Organ als energetisches Kraftfeld

Die vorhergehenden Ausführungen zeigen uns, daß die übersinnlichen Kräfte oder Energien die eigentlichen Herrscher und Lenker der Lebensvorgänge im menschlichen Organismus sind. Anschauungen dieser Art können uns an ein neuartiges Verständnis der Organe heranführen, aus denen sich der menschliche Organismus im einzelnen bildet.

Die Speicher- und Hohlorgane (Zang, Fu), die in der chinesischen Medizin erkannt werden, sind in erster Linie Energie-Kraftfelder. Sie sind aus den obengenannten und beschriebenen übersinnlichen Kräften gebildet, wobei jeweils die eine oder andere Kraftart bei der Bildung des Organs und bei der Aufrechterhaltung seiner Funktionen vorherrschend ist.

Die Annahme eines Organs wie des *Dreifachen Erwärmers* (San-jiao), für den die westliche Medizin kein Pendant kennt, kann uns zu einigen interessanten Überlegungen hinführen, denn der *Dreifache Erwärmer* wird sozusagen für die »Energie-Aufbereitungsanlage« im menschlichen Organismus gehalten. Dabei bereitet der *Obere Erwärmer* die Atmungsenergie auf, der *Mittlere Erwärmer* die Nahrungsenergie; im *Unteren Erwärmer* werden diese beiden Energiearten verschmolzen und zur Genitalenergie, zu einer Art Libidokraft, umgeformt.

Der *Dreifache Erwärmer* ist also ein vorwiegend energetisches Organ. Er bedient sich mehrerer physischer Organe (Lunge, Verdauungsorgane, Niere und Genitalapparat), um seine Funktionen zu erfüllen, aber nicht, wie etwa das Herz oder die Leber, eines abgegrenzten materiellen Gegenstücks, eines Organs, das auch von der westlichen Medizin als solches erkannt und anerkannt wird.

Einfach wird es für den Leser nicht sein, diese Sachverhalte zu verstehen, in sich aufzunehmen, zu verarbeiten, zu akzeptieren, denn wir sind alle erzogen worden zu einem physischen Bewußtsein. Dieses Bewußtsein von der vorrangigen Bedeutung des physischen Leibes und seiner Organe strukturiert die Anschauungsweise unserer selbst. Wir verstehen uns selbst als physische Menschen. Wir begreifen unseren Organismus als physischen Organismus. Wir kennen folglich unsere Organe nur als physische Organe.

Aber die wirklichen, hinter der unbestreitbaren Teilwirklichkeit des physischen Leibes, seiner Organe und der differenzierten Funktionen dieser Organe verborgenen okkulten Tatsachen werden durch die traditionelle chinesische Medizin nur bestätigt, denn es ist auch im westlichen Okkultismus anerkannt, daß die Organe, ihrem Ursprung nach und bezüglich ihrer Funktionen, übersinnlicher Natur sind oder, um es verständlicher auszudrücken, von Energien oder nichtsinnlichen Kräften erschaffen, getragen und erhalten werden. Auch Krankheit und Tod, in denen sich die übersinnlichen Kräfte von ihrer zerstörerischen, lebensfeindlichen Seite zeigen, lassen sich darauf zurückführen.

Selbstverständlich stellt das Organ des *Dreifachen Erwärmers* einen Sonderfall dar, da er als das einzige nichtmaterielle Organ innerhalb des Systems der chinesischen Medizin anzusehen ist. Die anderen Organe der traditionellen chinesischen Medizin sind, wenn auch nicht zufriedenstellend und umfassend, durch Organe der westlichen Medizin zu erfassen.

Es zeigt sich hier die eigenartige Tatsache, daß die chinesischen Organe im unterschiedlichen Grad abhängig zu sein scheinen von ihren materiellen Gegenstücken. Sie sind auch, diese Tatsache gesellt sich noch hinzu, nur zum Teil durch diese materiellen Organe abzudecken.

Ein Beispiel dafür ist das Organ Herz. In der westlichen Medizin fällt ihm eine abgegrenzte und auch dem Laien bekannte Funktion und Aufgabe zu: es wird als eine Pumpmaschinerie angesehen, die den Kreislauf des Blutes antreibt. In der chinesischen Medizin ist das Herz auch für den Blutkreislauf verantwortlich. Allerdings delegiert das chinesische Herz-Organ einen Teil dieser Funktionen an den sogenannten Herzbeutel (Xin-bao). Insbesondere regiert aber das chinesische Herz über die Funktionen und Aufgaben des Gehirn-Rückenmark-Nervensystems, auch über die wichtigsten psychischen Funktionen, die sich innerhalb des Menschen ausleben. Wir können daraus ersehen, daß der Begriff »Organ«, wie ihn die traditionelle chinesische Medizin formuliert, nicht nur breiter ist als der entsprechende Begriff der westlichen, sondern daß er in gewisser Weise den Rahmen des westlichen Organbegriffs sprengt, indem er mehrere, ihres Aufbaus, ihrer Tätigkeit und ihrer Funktion nach grundverschiedene Organe in sich vereinigt.

Solche Einsichten über den Aufbau des menschlichen Organismus können nur Ergebnis einer hellsichtigen Schau sein, die in der Lage war, die nichtsinnlichen Kräfteleiber wahrzunehmen, die, allen esoterischen Schulen der Welt zufolge, als Gestalter und Erhalter des physischen Leibes anzusehen sind. Die Schöpfer der chinesischen Medizinphilosophie und -theorie waren in hohem Maße hellsichtig.

Deswegen erschienen ihnen die Organe als Verbünde der verschiedensten Kraftarten, die oben abgehandelt wurden. So wurden auch die Beziehungen der Organe untereinander als vorwiegend energetische definiert: sie werden aus der Lehre von den Fünf Elementen gefolgert, die wir als ideale »Urstoffe« kennengelernt haben (siehe Seite 18).

II.3   Die geistige Ebene – Körpergottheiten

Wir wollen nun einen kurzen Seitenblick auf ein Gebiet werfen, das genaugenommen nicht im Gesamtbild der chinesischen Medizin vertreten ist. Wir betreten dieses entlegene und fremdartige Gebiet aber trotzdem, weil wir dadurch Einsichten in Zusammenhänge erlangen können, die uns die Grundlagen der traditionellen chinesischen Medizin verständlicher machen können. Wir werden im folgenden die daoistischen Körpergottheiten kurz betrachten.

Die uralte Weltanschauung des mystischen Daoismus nimmt von einer Identitätslehre ihren Ausgang, derzufolge Makrokosmos und Mikrokosmos, Universum und Mensch aus den gleichen Kräften aufgebaut sind. Diese makro-mikrokosmische Weltauffassung ist in beinahe alle Wissensgebiete Chinas eingeflossen. Sie ist als die eigentliche Basis der chinesischen Geisteskultur anzusehen.

Wir haben schon in den Abhandlungen über Yin und Yang, die »Fünf Elemente« und die Energiearten gesehen, wie sich, entsprechend den Einwirkungen makrokosmischer Kraftzusammenhänge, im irdischen Bereich mikrokosmisches Organleben bildet. Wir können Anschauungen dieser Art in Zweifel ziehen oder gar brüsk ablehnen. Das ändert aber nichts an der Tatsache, daß sie im alten China und im mystischen Daoismus bis in unsere Zeit hinein unbestrittene Gültigkeit hatten und zum Teil noch heute haben.

Von der Vorstellung des Eingreifens übersinnlicher Kraftzusammenhänge in den Menschen bis hin zur Annahme, daß geistige Wesenheiten an Werden und Vergehen des menschlichen organischen Lebens beteiligt sind, ist es nur ein kleiner Schritt. Diesen Schritt erleichtert zweifellos die makro-mikrokosmische Identitätslehre, denn der religiöse und mystische Daoismus kannte ein buntes und reichhaltiges Pantheon von Gottheiten und Geisteswesen, deren Tätigkeiten als Ursachen von Leben und Tod, Wachstum und Zerfall, Erzeugung und Zerstörung angesehen wurden.

Entsprechend der Lehre von der Identität von Oben und Unten, von dem Makrokosmos Universum und der mikrokosmischen Lebenseinheit Mensch müssen diese Gottheiten und Geistwesen auch im menschlichen Organismus vorhanden sein. Wir wollen im folgenden die Gottheiten der fünf Speicherorgane betrachten. Dafür beziehen wir uns auf das *Huang-ting Jing,* den »Klassiker der Gelben Halle«, der im 3. nachchristlichen Jahrhundert von einem oder mehreren unbekannten Meistern verfaßt wurde und sich beinahe ausschließlich mit den Körpergottheiten auseinandersetzt.

In diesem Werk werden die Organgottheiten als »innere Bilder« (Nei-jing) geschildert, als Erfahrungen, die in meditativen Erkenntnisprozessen gewonnen werden. Stil und Inhalt dieses Werkes verraten,daß es sich bei diesen Schilderungen nicht um intellektuelle Konstruktionen und nicht um religiöse Spekulation handeln kann.

Diese »inneren Bilder« unterscheiden sich dem Text nach folgendermaßen von den »äußeren Bildern« (Wai-jing):

»Innen ist das Herz. Das Bild (vom Herz) ist ein

Bild. Beispiele für äußere Bilder sind die Bilder der Sonne, des Mondes, der Sterne, der Morgenfrühe, der Wolken, des Morgen- und Abendrots. Beispiele für innere Bilder sind die Bilder des Blutes, des Fleisches, der Sehnen, der Knochen, der Speicher- und Hohlorgane. Das Herz hat seinen Platz im Innern des Körpers, es bewahrt und betrachtet die Bilder und das Aussehen des gesamten Körpers, deshalb heißt es ›inneres Bild‹.«[33]

Wir sehen: Die außermenschliche Wahrnehmungswelt besteht aus äußeren Bildern, die innermenschliche Organwelt dagegen zeigt sich den Menschen als inneres Bild. Das Organ Herz ist, chinesischer Menschenkunde folgend, der Wohnplatz der Energieart *Shen,* die wir als Astralkraft erkannt haben. So liegen den Erfahrungen der inneren Bilder astrale Erfahrungen zugrunde. Wenn man die menschliche Wesenheit als viergeschichtet auffaßt, gebildet aus den Gliedern physischer Leib, Ätherleib, Astralleib und Ich, dann erkennen wir leicht in der Ebene der Körpergottheiten die astrale Ebene, die der physischen und der ätherischen als nächsthöhere folgt.

Der »Klassiker der Gelben Halle« bietet verschiedene Beschreibungen der fünf Speicherorgane an, die jeweils eine bestimmte Ebene beschreiben, die der astrale Plan seinen Betrachtern zeigt.

Herz
Name: Zinnober-Ursprung[34]
Beiname: Bewahrer der Geisteskraft[34]
»... Das Herz ist der Ursprung der Hauptorgane und Nebeneingeweide. (Es gehört) zum Süden und hat die Farbe des Feuers. Es ist der Wohnort, auf dem sich die Götter der anderen Organe niederlassen; deshalb heißt es Bewahrer der Geisteskraft.
Die Größe der Gottheit (des Herzens) wird mit etwa dreiundzwanzig Zentimetern angegeben. Sie trägt einen leichten Rock aus zinnoberfarbenem Brokat.«[35]

Lunge
Name: Leuchtende Blume[36]
Beiname: Leere Vollendung[36]
»Die Lunge ist der Baldachin des Herzens. Sie gehört zum Westen und hat die Farbe von Metall. Die Farbe der Lunge ist weiß, ihre Substanz leicht und leer; deshalb heißt sie ›Leere Vollendung‹.

Die Größe der Gottheit wird mit einundzwanzig Zentimetern angegeben. Sie ist mit ungefärbtem (d.h. weißem) Stoff bekleidet und trägt einen gelben Gürtel.«

Leber
Name: Drachenrauch[37]
Beiname: Helligkeit bewahrende (Gottheit)[37]
»Die Leber entspricht (dem Element) Holz. (Sie gehört zum Osten und hat die Farbe des ›Grünblauen Drachens‹. Hinsichtlich der Speicherorgane beherrscht sie die Augen. Die Sonne geht im Osten auf, und Holz erzeugt Feuer; darum heißt sie die ›Helligkeit bewahrende (Gottheit)‹.
Die Größe der Gottheit wird mit achtzehn Zentimetern angegeben. Sie trägt einen Überwurf aus grün-blauem Brokat.«

Niere
Name: Dunkles Geheimnis[38]
Beiname: Erzeugungs (-gottheit) der Kinder[38]
»Die Nieren gehören zum (Element) Wasser, darum heißen sie ›Dunkles Geheimnis‹. Aus den Feinstteilen der Nieren bilden sich die Kinder, darum heißt (ihre Gottheit) ›Erzeugungs(-gottheit) der Kinder‹.
Die Größe der Gottheit wird mit acht Zentimetern angegeben. Sie trägt Kleidung aus dunkelblauem Brokat.«

Milz
Name: Beständige Präsenz[39]
Beiname: Halle der Hun-Seelen[39]
»Die Milz gehört zur Mitte und zum (Element) Erde; deshalb heißt sie ›Beständige Präsenz‹. Sie ist der Palast der Gelben Halle. Die Milz zerreibt die Speisen und schmelzt sie. Die Gottheit ist kräftig und stark; deshalb heißt sie ›Halle der Hun-Seelen‹.
Die Größe der Gottheit wird mit neunzehn Zentimetern angegeben. Sie trägt Kleidung aus gelbem Brokat.«

Dies wäre die Beschreibung der fünf Speicherorgane, wie sie sich dem daoistischen Mystiker in seiner meditativen Versenkung zeigen. Dazu gesellt sich noch eine Beschreibung des Hohlorgans Galle, das als einziges dieser sechs in die Reihe aufgenommen wurde.

Galle

Name: Drachenglanz[40]

Beiname: Gestrenge Halle[40]

»Die Galle ist von grünblau-gelber Farbe; darum heißt sie ›Drachenglanz‹. Sie herrscht über Tapferkeit und Stärke; deshalb heißt sie ›Gestrenge Halle‹. Nach außen gehört sie zum Osten und zum ›Grünblauen Drachen‹ (d.h. Osten bzw. Leber), sie ist ein Bild des Donners.

Die Größe der Gottheit wird mit neun Zentimetern angegeben. Sie trägt ein Gewand aus neunfarbigem Brokat und einen mit grünen Blumen (gemusterten) Rock.«

Zudem gibt der Text eine kurze Beschreibung der gerade umschriebenen Organe im allgemeinen:

»Die fünf Speicherorgane und sechs Hohlorgane (enthalten) das feinste der göttlichen Körper. Sie alle sind im Herzen verbunden mit den himmlischen Querfäden. Tag und Nacht bewahre sie (die Gottheiten der Organe)! Von selbst erlangst du (dann) langes Leben.«[41]

Entsprechend dieser Lehre von den Körpergottheiten entstehen die Krankheiten, wenn man durch irgendwelche Handlungen oder Tätigkeiten die Gottheiten der Organe mißstimmig macht oder sie an ihren normalen Tätigkeiten hindert. Sie verlassen in diesem Fall den Körper, ihren Platz nehmen dann Dämonen ein, die dem Lebenstrom entgegenarbeiten. Der Text deutet dies allerdings nur an, verzichtet aber auf genauere Beschreibungen dieser Dämonen.

Ist ein Organ einmal geschädigt bzw. seine Gottheit beleidigt oder verletzt, dann bieten die Daoisten verschiedene Atemtechniken an, um das gestörte Gleichgewicht wieder in Balance zu bringen. Jedem der fünf Speicherorgane wird eine Atemtechnik zugeordnet. Zudem werden noch Regeln bezüglich der Ernährung und der geistigen Gesinnung gegeben, die man geflissentlich zu befolgen hat, will man die Rückkehr der Gottheiten in ihre Organe bewirken. Es würde allerdings zu weit führen, diese Regeln und Vorschriften im einzelnen zu beschreiben.

Damit können wir das umfangreiche Kapitel der energetischen Organlehre abschließen. Wir müssen allerdings feststellen, daß wir diese Thematik nur zu einem geringen Teil ausgeschöpft haben — gerade so, wie es im Rahmen dieses Buches über die chinesische Mikromassage oder An-mo für ratsam erschien.

Vielleicht ist die Lektüre dieses Kapitels für den einen oder anderen Leser Anlaß, sich anhand eines detaillierteren Studiums mit den Feinheiten der chinesischen Organlehre vertraut zu machen. In Anmerkung 42 ist aufgeführt, welche Literatur der Autor diesbezüglich für empfehlenswert hält.

III Energiepunkte und Meridiane

III.1 Die Energiepunkte als »Löcher«

Die meisten Akupunkteure und Masseure, die nach chinesischen Methoden in Ost und West arbeiten, sind sich nicht darüber im Klaren, was sie sich unter einem Akupunktur- oder Energiepunkt vorzustellen haben. Anstatt sich zu einfachen und klaren Vorstellungen über diesen Sachverhalt durchzuringen, sind sie eher geneigt, sich mit der Entschuldigung herauszureden, daß der Kenntnisstand der Wissenschaft in dieser Hinsicht lückenhaft ist.

Zugegebenermaßen konnte mit den Methoden der Naturwissenschaft bis heute nicht viel Nennenswertes an den Akupunkturpunkten festgestellt werden. Hinsichtlich der Gewebestruktur und der Gewebssubstanz weisen diese so gut wie keine Verschiedenheiten zu dem sie umgebenden Gewebe auf.[43]

Dagegen ist seit gut fünfzig Jahren bekannt, daß der elektrische Hautwiderstand an den Akupunkturpunkten vermindert ist. Diese Entdeckung wurde in den zwanziger Jahren vor Dr. Voll gemacht, dem Erfinder der Elektroakupunktur. Es wurden die verschiedenartigsten Punktdetektoren entwickelt, mit denen jeder Laie Akupunkte am menschlichen Körper aufspüren kann. Heute gibt es zudem kombinierte Detektor-Stimulationsgeräte, mit denen man, wenn der Punkt aufgefunden worden ist, einen elektrischen Impuls oder gar einen Laserstrahl in das Energiesystem des Menschen senden kann.

Seit gut fünfzig Jahren ist es somit kein Geheimnis mehr, daß die elektrische Hautspannung an den Akupunkturpunkten vermindert ist. Man könnte es auch so ausdrücken: die Akupunkte sind *Löcher* im elektrischen Hautspannungsfeld.

Wenn wir uns dieses Bild in aller Klarheit vor Augen führen, dann sind wir eigenartigerweise dem Bewußtsein der Urväter des Akupunktur-Meridiansystems schon einen kleinen Schritt nähergekommen, denn sie haben die Punkte mit dem Zeichen *Xue* benannt, was so viel bedeutet wie »Loch« oder »Höhle«. Sie scheinen schon vor Tausenden von Jahren diese Entdeckung gemacht zu haben, die Dr. Voll in den zwanziger Jahren mit dem modernen wissenschaftlich-technischen Apparat sozusagen aufs neue nachvollzogen und mit dem naturwissenschaftlichen Begriffsapparat neu formuliert hat. Die Urväter der chinesischen Medizin konnten ihre Entdeckung nicht mit der Prägnanz der modernen wissenschaftlichen Begriffe formulieren. Dazu war ihr Bewußtsein noch nicht fähig. Sie haben ihre Erkenntnisse in Bildern zusammengefaßt, die, was den Kern der Aussagen betrifft, den gleichen Wahrheitsanspruch erheben können wie die zeitgenössischen Formulierungen. (Der Autor wundert sich, daß er der erste ist, der diese Beziehung zwischen dem chinesischen Zeichen *Xue* und dem »elektrischen Loch« am Energiepunkt zu Papier bringt.)

Wir dürfen diese Beziehung nicht als rein literarisch auffassen; sie ist im Gegenteil eine innerliche. Wenn wir die wenigen Mosaiksteine des Wissens über die *Xue* richtig zusammensetzen, können wir ihrem Geheimnis ein wenig auf die Spur kommen.

Dazu muß erst einmal genauer untersucht werden, was für eine Funktion und Aufgabe das elektrische Hautspannungsfeld aus der Sicht der modernen Medizin zu erfüllen hat. Wir können im Zusammenhang dieses Buches allerdings nicht mehr tun, als die Frage an einigen Kernbeispielen zu diskutieren.

Die moderne Medizin beschreibt das elektrische Hautspannungsfeld als Isolator gegen die verschiedensten natürlichen und künstlichen Außeneinwirkungen energetischer Art. Der Hautwiderstand läßt sich nur in äußerst variablen Meßwerten feststellen, was nichts anderes heißt, als daß die in ihm vorhandene elektrische Spannung beständigen Schwankungen unterworfen ist.

Ein Schulbeispiel für diese Schwankungen läßt sich am menschlichen Auge aufzeigen. Unbelichtet weist es ein Bestandspotential von einigen Millivolt auf. Belichtet man es, so erhält man eine mehrphasige Spannungsschwankung von einigen hundert Mikrovolt.

Ähnliches wurde an den verschiedensten Oberflächenteilen des menschlichen Körpers bei äußeren energetischen Einwirkungen gemessen, sei es nun die Einwirkung von Kälte, Wärme, elektrischen Strömen, Druck starker Lichteinstrahlung. Wir müssen es bei diesem einen Beispiel bewenden lassen.[44]

Selbstverständlich hat die Naturwissenschaft, wenn die das elektrische Hautspannungsfeld als Isolator gegen Energieeinwirkungen äußerer Art beschreibt, nur die meßbaren materiellen Energieformen im Auge. Da aber keine Kraft meßbar ist, die an den Punkten ein- oder austritt, kann sie nichts weiter tun, als auf das Phänomen des »elektrischen Loches« hinzuweisen. Klare Vorstellungen, entwickelt auf den Theorien der chinesischen Medizinphilosophie, können uns näher an das Geheimnis des »elektrischen Loches« heranführen.

Stellen wir uns einmal vor, daß der ganze menschliche Körper von einem in die räumliche Dimension ausgedehnten Netzwerk von übersinnlichen Kräften (d.h. nicht meßbaren Energieformen) durchdrungen ist; so definiert es zusammengefaßt die chinesische Medizintheorie. Stellen wir uns nun weiter vor, daß diese Kräfte auch außerhalb des menschlichen Körpers als reale Kraftzusammenhänge vorhanden sind, dann wird uns die Aufgabe des Oberflächenspannungsfeldes schon etwas klarer: Es schirmt den menschlichen (ebenso wie den pflanzlichen oder tierischen) Organismus gegen eine allzu starke Durchdringung von den Kräften ab, die wir als Yang-Kräfte bzw. kosmische Umkreiskräfte kennengelernt haben. Zudem haben wir schon gelesen, daß die chinesische Medizin-

philosophie einen zyklischen Kraftaustausch zwischen den irdischen Kräften und den kosmischen Umkreiskräften für die Grundlage der irdischen Lebensäußerungen im allgemeinen und des Lebens des menschlichen Organismus im besonderen hält.

Die kosmischen Umkreis- oder Yang-Kräfte brauchen gewissermaßen Tore, durch die sie in den menschlichen Körper eindringen können. Sie brauchen diese Tore, wie man eine Haustür braucht, wenn man ein Haus betreten will. Diese Tore sind die *Xue,* die »elektrischen Löcher«. Sie sind so angelegt, daß Maß und Ordnung im Ein- und Ausströmen der Kräfte gewährleistet ist – zumindest beim gesunden Menschen. Die einströmenden Kräfte können durch diese »Tore« über die Meridiane zu den Organkraftfeldern weitergeleitet werden. Letztere können sich durch die »Tore« der für sie unbrauchbar gewordenen Kräfte entledigen.

Krankheiten, auch das haben wir im Kapitel über Yin und Yang gelesen, sind nach Auffassung der chinesischen Medizinphilosophie auf das gestörte Verhältnis von irdischen Yin-Kräften und kosmischen Umkreis- oder Yang-Kräften zurückzuführen. Der Krankheitsprozeß muß also auch dort Wirkung hinterlassen, wo diese beiden großen Kraftzusammenhänge am menschlichen Körper zusammentreffen: an den »Löchern« im elektrischen Hautspannungsfeld. Dort gibt es zwei meßbare Grundphänomene:

1. Der elektrische Hautwiderstand verringert sich. Dies wurde bei fieberhaften Erkrankungen an verschiedenen Punkten gemessen. Fieberkrankheiten werden dem Yang zugerechnet. Sie beruhen auf einem zu starken Eingreifen bestimmter kosmischer Umkreiskräfte.
2. Der Hautwiderstand verstärkt sich am Punkt. Dies wurde vom Autor in einem Fall von Fingergelenkarthritis gemessen, die auf einem Überhandnehmen der irdischen Yin-Kräfte beruht.[45]

Wir haben nun die Energiepunkte aus zwei verschiedenen Blickwinkeln betrachtet und sie als Löcher oder Tore kennengelernt, durch die ein Energieaustausch zwischen Außen und Innen ermöglicht wird. Wir haben gewissermaßen Erkenntnisse der modernen Naturwissenschaften mit dem uralten, aus dem Erfahrungsschatz des ursprünglich-intuitiven Hellsehens geschöpften und in großartigen Bildern eingebetteten Wissens über die Energiepunkte unter einen Hut bringen können, ohne daß sie kollidierten oder sonstwie aneinander Schaden nahmen. Damit haben wir im großen umrissen, was ein Energiepunkt eigentlich ist und haben den Schleier des Geheimnisvollen, der ihn bisher umhüllte, ein wenig lüften können. Wir können nun zum Detailwissen über die Punkte übergehen.

III.2   Größe und Sensibilitätsumfang der Energiepunkte

Entsprechend ihrer Lage im Gewebe der Körperoberfläche haben die Energiepunkte einen verschieden großen Sensibilitätsumfang. Punkte, die an den Skelettmuskeln und am Rücken liegen, haben im allgemeinen einen Sensibilitätsumfang von 5 bis 15 Millimetern. Die Punkte, die an der Schädeldecke, an den Finger- und Fußspitzen und in der Augenumgebung liegen, haben einen engen Sensibilitätsumfang von 1 bis höchstens 2 Millimeter. Es seien lediglich diese zwei Angaben angeführt. Der Sensibilitätsumfang der Restpunkte liegt zwischen beiden Maßangaben.

Doch eines soll mit aller Deutlichkeit gesagt sein: Auch der größtflächige Punkt hat sein Zentrum! Dort, wo im hellsichtigen Anschauen ein klarer, unmißverständlicher Lichtpunkt erscheint, da kann auch der Punktdetektor das Zentrum des elektrischen Loches ausmachen. Dies ist eine mit beiden Mitteln vom Autor nachgeprüfte Tatsache.

Noch etwas kann hinzugesetzt werden: Das Zentrum des kleinsten Energiepunktes ist nicht größer oder kleiner als das des größten. Auch hier kommen die beiden grundverschiedenen Erkenntnismittel zu identischen Ergebnissen.

Man sollte sich immer bemühen, den Punkt in seinem Zentrum zu treffen. Dazu benötigt man keinen Punktdetektor und auch keine hellsichtigen Fähigkeiten. Sie können sehr nützlich sein, man benötigt sie aber nicht unbedingt.

Wenn man etwas Erfahrung im Umgang mit den Punkten gemacht hat, wird man folgende Feststellung machen: Die Punkte ziehen den Finger des Behandelnden sozusagen zu ihrem Zentrum hin. Dies gilt insbesondere für Energiepunkte, die von pathologischen Energien besetzt sind. Wenn man dies vorher weiß, dann braucht man sich eigentlich nur noch für diese Anziehungskraft der Punkte zu sensibilisieren und ihr Folge zu leisten.

III.3   Verteilung und Anzahl der Energiepunkte

Energiepunkte sind über die gesamte Körperoberfläche verteilt. Es gibt kaum eine Oberflächenregion, auf der nicht ein oder mehrere Punkte auszumachen sind. Es sind davon nur die Teile ausgenommen, die sich aus dem Körperinneren sozusagen herausstülpen, aber eigentlich zum Körperinneren gehören: der Augapfel, die Lippen, der After sowie der Penis und die Vagina. An diesen Teilen gibt es keine Energiepunkte. Dagegen gibt es einige wenige Punkte im Mundraum, wie z.B. den Endpunkt des Du-Mai-Meridians (siehe Meridianbeschreibung Seite 69), der etwa 2 Millimeter über der Mitte der oberen Schneidezähne im Zahn-

fleisch liegt. Dort ist gewissermaßen ein Teil der Körperoberfläche hereingewandert ins Körperinnere. Ein anderes Beispiel ist ein Massagepunkt, der ziemlich genau unterhalb der Mitte des Schulterblattes liegt. Auch in diesem Fall kann man von einem ins Körperinnere gewanderten Teil der Körperoberfläche sprechen.

Die Energiepunkte sind keineswegs gleichmäßig über die Körperoberfläche verteilt. Als Extrembeispiel für eine Punktkonzentration auf engstem Raum ist die Ohrmuschel zu nennen. Dort liegen etwa zweihundert Punkte auf engstem Raum nebeneinander. Weitere Regionen mit einer hohen

Konzentration von Punkten sind die Nasenregion, die Augenumgebung, die Hände und die Oberseite der Füße.

Der Restkörper ist relativ gleichmäßig mit Energiepunkten versehen. Eine Ausnahme machen nur die Sitzmuskulatur-Region, die Bizeps-Region und die Vorderseite des Oberschenkels. Dort findet man nur relativ wenig Punkte.

Insgesamt gibt es, neuere Forschungen einbezogen, etwa 1800 Energiepunkte am menschlichen Körper. Diese Zahl soll den Leser aber nicht erschrecken. Sie ist eine Zahl – und somit ein Abstraktum ersten Ranges. Man ist nicht unbedingt ein guter Akupunkteur oder Masseur, wenn man 800 oder 1000 Punkte kennt. Man wird im asiatischen Raum im Gegenteil dann ein Meister genannt, wenn man eine geringe Anzahl von Punkten optimal zur Heilung von Krankheiten einsetzen kann. Hier ist also die Quantität des Wissens nicht so wichtig wie die Qualität der Behandlung.

Wir werden in diesem Buch 78 der 361 Meridianpunkte, 14 Extrapunkte und 32 besonders wichtige Regionenpunkte am Ohr kennenlernen, insgesamt also 124 Punkte.

Einen besonderen Fall stellt die Fußsohle dar. Punktdetektor-Untersuchungen und die hellsichtige Erfahrung stimmen darin überein, daß es außer dem Anfangspunkt des Nierenmeridians (siehe Punktbeschreibung Seite 58) und den beiden in seiner Nachbarschaft gelegenen Extrapunkten (sie sind in diesem Buch nicht aufgeführt) noch eine Menge weiterer »elektrischer Löcher« gibt. Diese werden von der chinesischen Literatur nicht aufgeführt. Sie sind scheinbar unbekannt geblieben. Warum dies so ist, ist nur schwer aufzuklären.

Es wird manchem Leser bekannt sein, daß es die Fußzonen-Reflexmassage gibt, die sich eben dieser Fußsohlenpunkte zur Diagnose und Heilung von Krankheiten mit großem Erfolg bedient. Sie ist in Indien, einem ganz anders gearteten Kulturkreis, entwickelt worden. Es würde den Rahmen dieses Buches sprengen, näher auf sie einzugehen.

III.4 Die Meridianlehre

Eine weitere wichtige Säule der chinesischen Medizintheorie stellt die Meridianlehre (Jing-luo Xue) dar. Auch hier erweist es sich wieder als nützlich, von der Zeichenbedeutung auszugehen, um den tieferen Inhalt des Begriffes »Meridian« zu erfassen.

Von alters her werden die Meridiane *Jing-luo* genannt. Das Zeichen *Jing* bedeutet in seiner Urform »Kettenfaden eines Gewebes«. In späterer Zeit (etwa um 500 v. Chr.) erfuhr dann dieses Zeichen eine Begrifferweiterung. Es wurde seitdem für »Weg«, »hindurchgehen«, »sich ereignen« und für die »Kanonischen Bücher« benutzt. Das Zeichen *Luo* bedeutet »Netzwerk« oder »Gewebe« und kann verbal die Bedeutung »vereinigen« und »verbinden« haben.

In der zeitgenössischen chinesischen Medizintheorie werden mit dem Begriff *Jing* die Hauptmeridiane bezeichnet, mit dem Begriff *Luo* dagegen die Nebengefäße und Seitenarme, durch welche die Hauptmeridiane und ihre Energiepunkte miteinander verbunden sind. Wir wollen uns im folgenden auf die Beschreibung der Hauptmeridiane und ihre An-mo-Punkte beschränken. Die Theorie der Nebengefäße (Luo) ist ein besonders schwieriges Kapitel innerhalb der chinesischen Medizintheorie und gehört mehr in das Gebiet der chinesischen Akupunkturlehre. Im Zusammenhang dieses Buches über die Mikromassage können wir von einer Betrachtung der *Luo* getrost absehen.

Jedem der zwölf Organe ist ein Hauptmeridian zugeordnet, auf dem sich seine Energien bewegen. Interessant ist es, die Verlaufsrichtungen der Meridiane in Augenschein zu nehmen.

Die Meridiane der Yin-Organe Lunge, Herzbeutel und Herz entspringen im oberen Rumpfbereich und laufen zur Innenhand. Die Meridiane der Yang-Organe Magen, Galle und Blase entspringen im Kopfbereich und enden an der Oberseite der Fußzehen. In beiden Fällen ist eine Verlaufsrichtung von Zentralbereichen des Organismus zur Peripherie erkenntlich.

Dagegen verlaufen die Meridiane der Yin-Organe Leber, Milz und Niere von den Fußzehen bzw.

der Fußsohle zur Rumpfmitte. Die Meridiane der Yang-Organe Dickdarm, Dreifacher Erwärmer und Dünndarm verlaufen von den Händen zum Kopfbereich. In beiden Fällen ist eine Verlaufsrichtung von der Peripherie des Organismus zu Zentralbereichen hin erkenntlich.

Dies zeigt uns, daß das Meridiansystem *polar* aufgebaut ist. Dabei stellen die Innen- oder Zentralbereiche des Körpers den einen Pol, die Peripherie- oder Außenbereiche des Körpers den anderen Pol dar.

Dieser polare Aufbau des Meridiansystems kann zur Bestätigung des Begriffes »Meridian« herangezogen werden, der sich in der westlichen Literatur zur Bezeichnung der *Jing-luo* eingebürgert hat; denn ein Meridian ist ein Längengrad: Die Erdkugel wird von den Geographen in Meridiane oder Längengrade eingeteilt, die sich von Pol zu Pol erstrecken.

Zusätzlich zu den zwölf Hauptmeridianen werden noch zwei Nebenmeridiane aufgeführt, so daß sich insgesamt die Zahl von vierzehn Meridianen ergibt. Es sind dies der *Du-mai*-Meridian und der *Ren-mai*-Meridian. Der Du-mai-Meridian ist die hintere Mittellinie des Körpers: er verläuft vom Afterbereich über die Mitte der Wirbelsäule und den Kopf bis zum Zahnfleisch der oberen Schneidezähne. Der Ren-Mai-Meridian ist die vordere Mittellinie des Körpers: er verläuft vom Dammbogen über die Bauch- und Brustmitte bis zum Kinn.

Der Du-mai-Meridian ist der Sammelmeridian der Yang-Energien, der Ren-mai-Meridian der der Yin-Energien. Die zwölf Meridiane der Organe kreuzen die beiden an manchen Punkten. Das Meridiansystem erhält durch sie ein symmetrisches Gesicht.

Zu bemerken ist noch, daß die Meridiane bisher nicht objektiviert werden konnten. Damit soll gesagt sein, daß die moderne Naturwissenschaft bisher keine objektivierbaren Phänomene an den Meridianen festmachen konnte. Die von ihnen durchzogenen Körperzonen unterscheiden sich bezüglich ihrer Gewebestruktur und ihres Zellaufbaus nicht von den benachbarten Zonen.

Die Abstände der Punkte auf den Meridianen werden nach einem System bestimmt, das von den individuellen Maßen eines jeden Menschen ausgeht. Ihm liegt die Maßeinheit *cun* zugrunde. Ein *cun* ist der Abstand, der sich bei gekrümmtem Mittelfinger zwischen den beiden Falten an dessen Mittelglied ergibt.

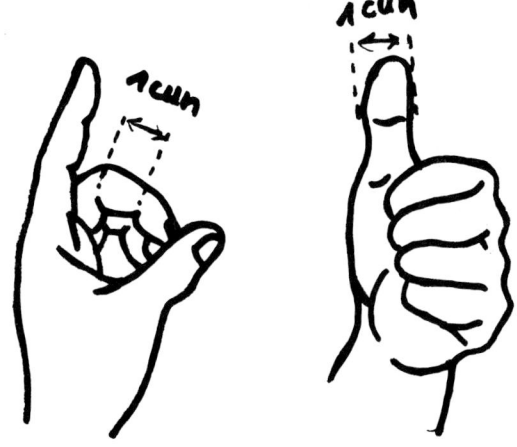

Es entspricht in etwa der Breite des Daumens an seinem Mittelgelenk. Wenn wir also bei der Meridian- und Punktbeschreibung den Meßwert *cun* finden, müssen wir an eine individuelle Maßeinheit denken, die bei jedem Menschen verschieden ist und zwischen 15 bis 25 Millimeter betragen kann.

Da die An-mo einen abgegrenzten Teilbereich innerhalb der traditionellen chinesischen Medizin darstellt, nennen wir die Energiepunkte im weiteren Verlauf An-mo-Punkte.

III.5 Beschreibung der Meridiane und ihrer An-mo-Punkte

III.5.1 Der Lungen-Meridian
und seine An-mo-Punkte

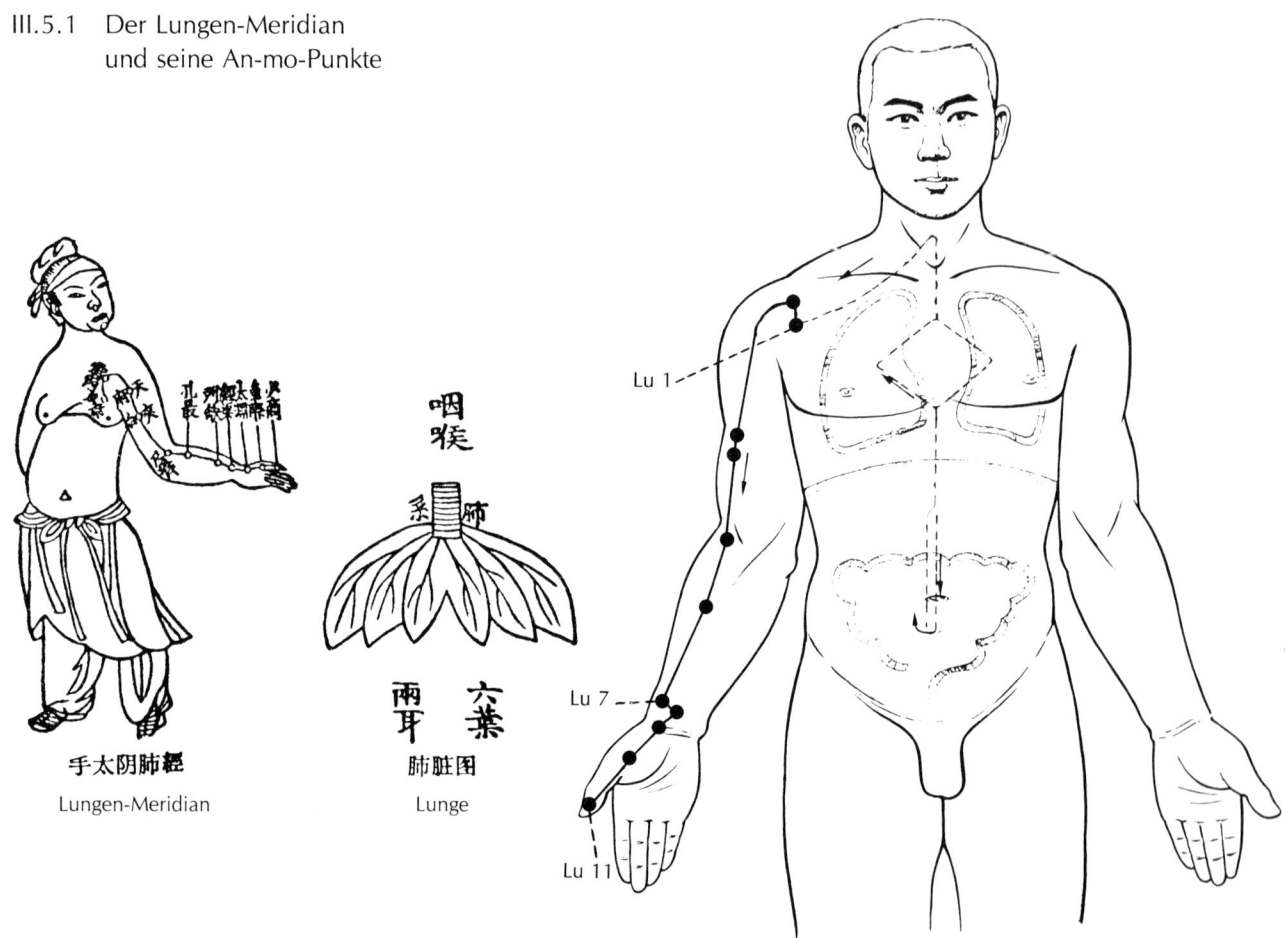

Lungen-Meridian

Lunge

Dieser Meridian hat seinen Ursprung im »mittleren Erwärmer« (Organkraftfeld, das gewisse gemeinsam ausgeführte oder sich bedingende Funktionen von Magen, Milz, Leber und Galle zusammenfaßt; siehe Kapitel »Organlehre«, Seite 26). Er beginnt von dort ausgehend mit einem körperinneren Strom, der von der oberen Bauchhöhle in die Dickdarmregion hinunter- und dann nach oben fließt in Richtung des ihm zugehörigen Organkraftfeldes, zur Lunge.

Dieser körperinnere Strom durchfließt beide Lungenflügel, wendet sich dann zur Halsregion hinauf und von dort in die Seitenregion der Oberbrust, wo er an die Körperoberfläche tritt (Lu 1).

Sein Hauptstrom läuft zuerst in Richtung Schlüsselbein die Oberbrust hinauf, biegt dann zu Bizepsmitte ab und läuft von dort zur Ellenbeuge (Lu 5). Von dort zieht er sich in gerader Linie der Speiche entlang (Lu 7). Anschließend läuft er über das Handgelenk zum Daumen hin, wo er endet (Lu 11).

Shu-Punkt des Lungen-Meridians: B 13;
Mu-Punkt des Lungen-Meridians: Lu 1.

Die wichtigsten An-mo-Punkte des Lungen-Meridians:

Lu 1: Zhong-fu = »Mittleres Amt«

a) An der oberen Brustaußenseite zwischen der ersten und zweiten Rippe; 6 cun von der Mittellinie der Brust entfernt.

b) Husten, Asthma, Halsentzündung, Schmerzen in der Brust.

c) Daumendruck, Vibrieren mit Daumenkuppe; Moxa.*

Lu 5: Chi-ze = »Ellenbogen-Teich«

a) in der Ellenbeuge, an der der Speiche zugewandten Seite der Bizepssehne.

b) Husten, Asthma, Atemnot; Ellenbogenschmerzen.

c) Daumendruck.

Lu 7: Lie-que = »Ordnungsfehler«

a) An der Arminnenseite direkt vor der Radiusapophyse (Gelenkkopf der Speiche in Handgelenknähe), 2 cun von der Handgelenkfalte entfernt.

b) Erkältungskrankheiten im allgemeinen, Grippe, Bronchitis, Husten, Halsentzündung, Kopfschmerzen (wichtigster An-mo-Punkt bei Erkältungskrankheiten).

c) Schieben, Greifen, Drehen mit Stäbchen.

Lu 11: Shao-shang = »Geringer Handel«

a) An der Innenseite des Daumens, etwa 2 mm vom Nagelfalzwinkel entfernt.

b) Halsentzündung, Angina; Atembeschwerden, Fieber; Krampfzustände.

c) Drehen mit Stäbchen.

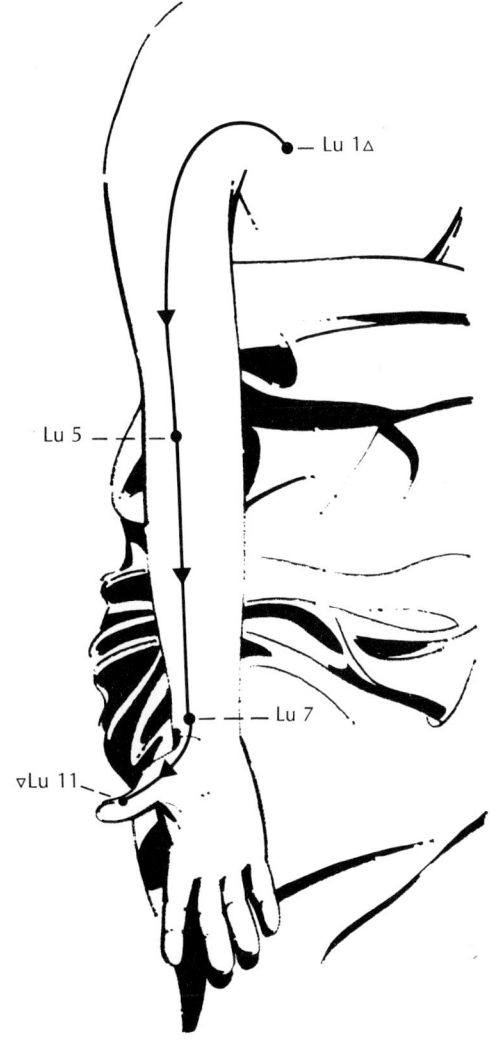

* a) = Lokalisation
  b) = Indikation
  c) = Behandlungsmethoden

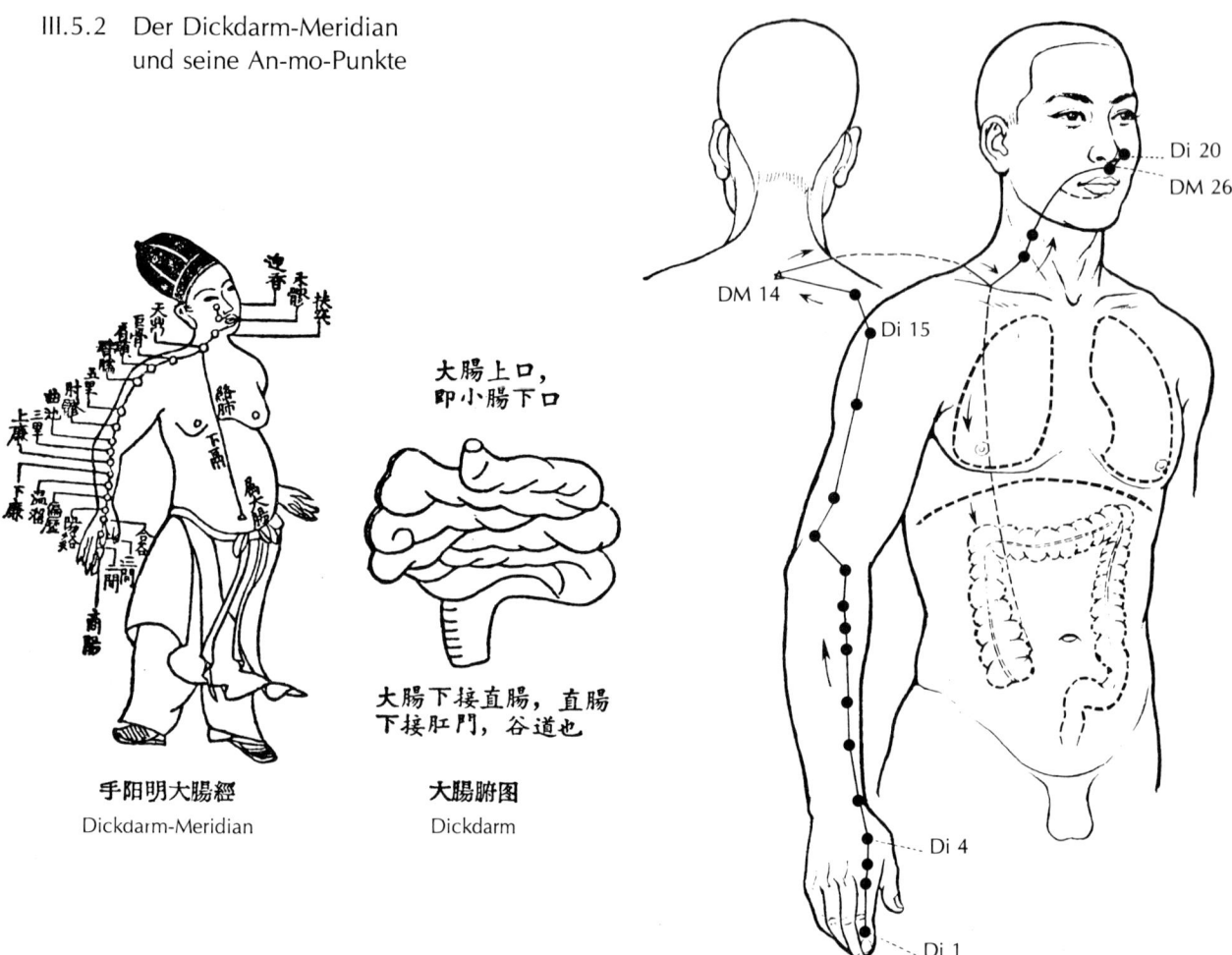

手阳明大肠經
Dickdarm-Meridian

大腸上口，
即小腸下口

大腸腑图
Dickdarm

大腸下接直腸，直腸
下接肛門，谷道也

Dieser Meridian beginnt in der Nähe des Nagelfalzzwinkels des Zeigefingers (Di 1), also an der Körperoberfläche mit seinem Hauptstrom. Er läuft von dort den Zeigefinger an dessen Innenseite entlang und überquert die Hand (Di 4). Dann läuft er die Speiche herauf zum Ellenbogen (Di 11) und von dort außen am Oberarm bis zur Schulter hinauf, von wo er eine Wendung zum Nacken hin und dann zur Wirbelsäule vollzieht. Vom 14. Punkt des Du-Mai-Meridians (DM 14, siehe Seite 69) verzweigt sich ein Seitenarm ins Körperinnere herein: zur Lunge, durch das Zwerchfell in die Bauchhöhle bis hin zu dem ihm zugeordneten Organkraftfeld, dem Dickdarm.

Auf derselben inneren Verlaufslinie strömt der Seitenarm dann zurück, um dann beim Punkt (Di 16) wieder an die Körperoberfläche zu treten.

Der Hauptstrom des Meridians läuft dann über den Vorderhals und den Unterkiefer zur Wange, wovon aus sich ein kleiner Seitenarm zur Unterlippenregion wendet. Die Hauptlinie läuft dagegen zur Oberlippe hin, wo sie neben dem Nasenflügel mit dem Punkt (Di 20) das Ende des Meridians markiert.

Shu-Punkt des Dickdarm-Meridian: B 25;
Mu-Punkt des Dickdarm-Meridian: Ma 25.

Die wichtigsten An-mo-Punkte des Dickdarm-Meridian:

Di 1: Shang-yang = »Beratendes Yang«
a) Auf der Innenseite des Zeigefingers, 2 mm neben dem Nagelfalzwinkel.
b) Zahnweh (wichtig!); Fieber, Halsentzündung.

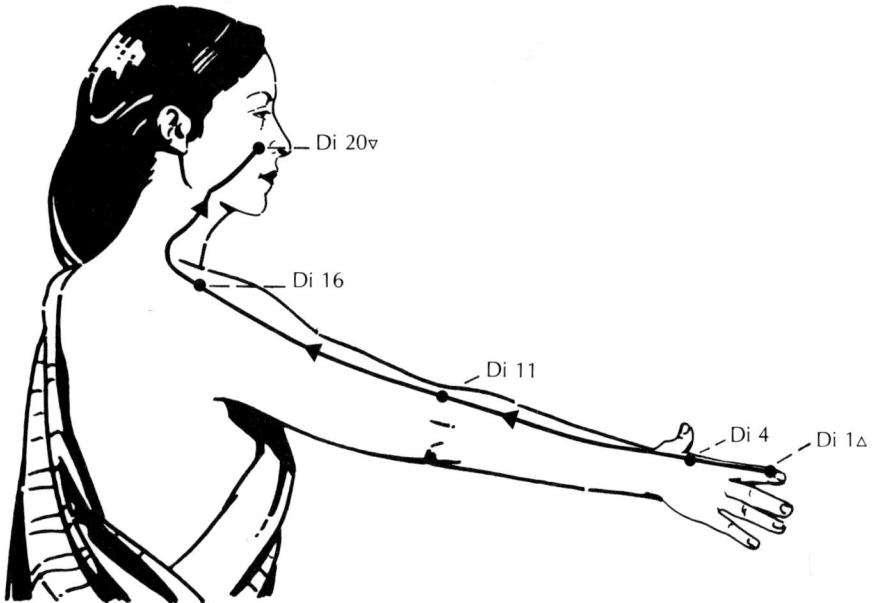

c) Kneifen mit Daumennagel (bei Zahnweh oder beim Zahnarzt); Drehen mit Stäbchen.

Di 4: He-gu = »Tal der Vereinigung«
a) An der dem Daumen zugewandten Seite des zweiten Mittelhandknochens etwa in dessen Mitte. Gut zu finden, wenn man den Daumen an die Mittelhand preßt. Liegt dann auf dem höchsten Punkt des entstehenden Muskelwulstes. Zur Behandlung Daumen wieder von der Mittelhand wegbewegen!!
b) Kopf- und Zahnweh, Mandel- und Rachenentzündungen, Schnupfen, Erkältungskrankheiten; Übelkeit, Erbrechen, Ohnmachtszustände (wichtigster Punkt des Di-Meridians!).
c) Daumendruck, Vibrieren mit Daumen- oder Fingerkuppe, Greifen; Moxa.

Di 11: Qu-chi = »Gewunder Teich«
a) Auf der Gelenkkuppe der Speiche am Ellenbogen. 1 cun seitlich von Lu 5.
b) Fieber, erhöhter Blutdruck, Ekzeme; Schmerzen im Schulter-, Arm- und Ellenbogenbereich.
c) wie Di 4.

Di 16: Ju-gu = »Großer Knochen«
a) Auf der Schulter. In der Vertiefung zwischen Schlüsselbein und Schulterblattansatz.
b) Schulter-, Rücken- und Nackenschmerzen.
c) Daumendruck; Moxa.

Di 20: Ying-xiang = »Bewillkommnung der Gerüche«
a) Neben dem äußersten Punkt des Nasenflügelbogens in der Nasenflügel-Mundwinkelfalte.
b) Störungen des Geruchs- und Geschmackssinns; Schnupfen (wichtig zur Vorbeugung!); Stirnhöhlenentzündung; Gesichtslähmung.
c) Daumendruck; beidseitiges Drücken mit Zeige- und Mittelfinger (zur Selbstbehandlung).

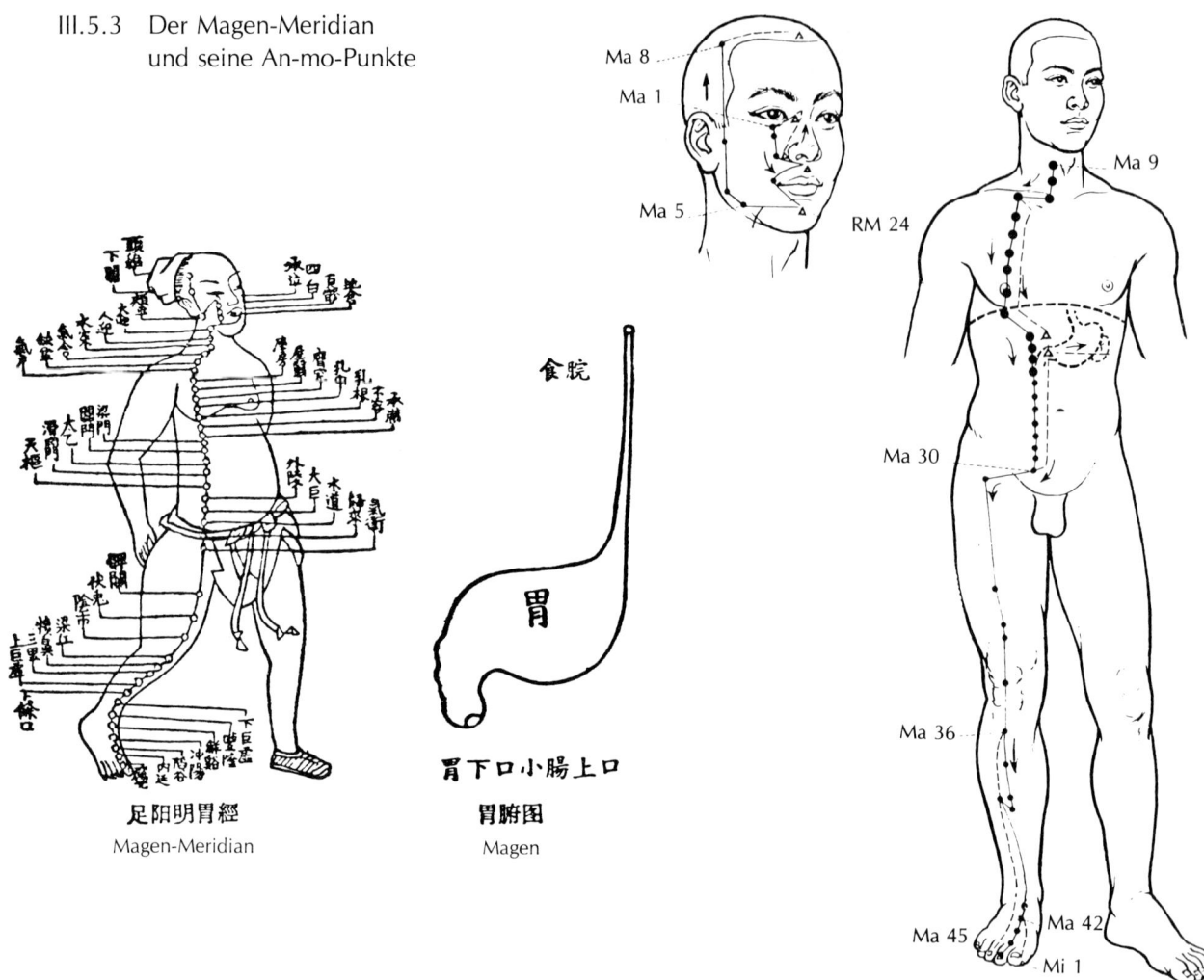

足阳明胃經
Magen-Meridian

胃腑图
Magen

Dieser Meridian beginnt mit einem Seitenarm am Endpunkt des Dickdarm-Meridians (Di 20). Er steigt dann neben der Nase hinauf zum Anfangspunkt des Blasen-Meridians (siehe Seite 54) am inneren Augenwinkel. Er wendet dann seinen Lauf nach außen bis zur etwaigen Mitte des unteren Augenhöhlenrandes, wo er mit dem Anfangspunkt des Magen-Meridians an die Körperoberfläche tritt (Ma 1).

Von dort aus wendet er sich abwärts über das Jochbein und läuft gerade bis zu seinem dritten Punkt herunter, der etwa 1/2 cun neben Di 20 liegt (siehe Seite 44). Von dort macht er einen Umweg über den 26. Punkt des Du-mai-Meridians (DM 26, siehe Seite 71) in der Oberlippenspalte und wendet sich dann zum Endpunkt des Ren-mai-Meridians (RM 24, siehe Seite 73) über dem Kinn.

Dann geht er den Kieferknochen entlang (Ma 5), überquert die Kaumuskulatur und bewegt sich am Ohr vorbei kopfaufwärts bis zu seinem achten Punkt an der Naht zwischen Scheitelbein und Stirnbein.

Er nimmt dann seine Fortsetzung von (Ma 5), geht den Hals herunter, etwa 2 cun von der Mittellinie entfernt, bis zum Schlüsselbein. Dort wendet er sich nach außen bis zur Schlüsselbeinmitte, von dort in einer etwa geraden Linie zur Brustwarze. Etwas unterhalb von dieser wendet er sich wieder nach innen auf die obere Bauchhöhle zu.

Sodann strömt er in Abstand von 2 cun von der Mittellinie und parallel zu dieser über den Bauch (Ma 25) bis zu seinem 30. Punkt auf dem Schambein.

Bei seinem 11. Punkt am Schlüsselbein verläßt

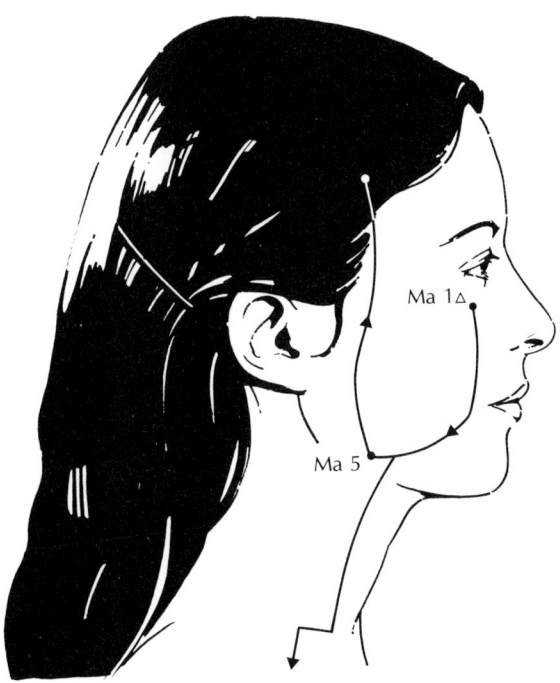

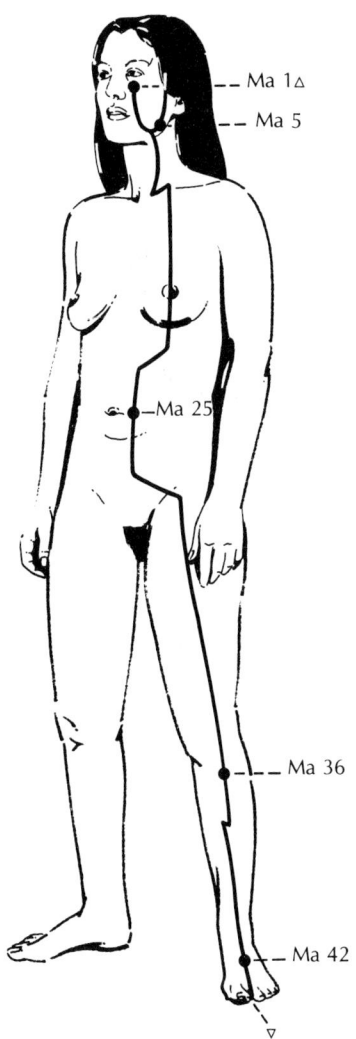

den Hauptstrom ein Seitenarm, der im großen und ganzen parallel zum Hauptstrom verläuft. Er kreuzt den Nieren-Meridian und zweigt in das dem Meridian zugehörige Organkraftfeld ab, in die Magenregion. Danach läuft er wieder parallel zum Hauptstrom und trifft diesen in seinem 30. Punkt wieder.

Von dort wendet sich der Hauptstrom zum Bein. Er läuft über den vorderen Oberschenkel zum Knie herunter und über die Kniescheibe· zum Unterschenkel (Ma 36), den er, abgesehen von einem kleinen Knick in dessen Mitte, in beinahe gerader Linie überquert. Er überquert dann den Spann (Ma 42) und endet an der 2. Zehe mit seinem 45. Punkt.

Bei (Ma 36) zweigt nochmals ein Seitenarm vom Hauptstrom ab. Er verläuft parallel zum Hauptstrom und endet am Endglied der 3. Zehe.

Shu-Punkt des Magen-Meridian: B 21;
Mu-Punkt des Magen-Meridian: RM 12.

Die wichtigsten An-mo-Punkte des Magen-Meridian:

Ma 1: Cheng-qi = »Empfang der Tränen«
a) Mitte des unteren Augenhöhlenrandes. Bei gerader Stellung des Auges direkt unter der Pupille.

b) Augenerkrankungen und Sehfehler; Kurzsichtigkeit, Bindehautentzündung.
c) Vibrieren mit Fingerkuppe (vorsichtig).

Ma 5: Da-ying = »Große Bewillkommnung«
a) Auf dem Unterkieferknochen direkt vor der Kaumuskulatur.
b) Zahnschmerzen, Gesichtslähmung.
c) Daumendruck, (vorsichtiges) Drehen mit Stäbchen.

Ma 25: Tian-shu = »Himmelssäule«
a) 2 cun neben der Nabelmitte.
b) Akute und chronische Erkrankungen des Magen-Darmtraktes; Durchfall, Verstopfung, Appendizitis; besonders wirksam bei Kindern.

c) Drücken oder Drehen mit Stäbchen (gegen Hautfalte).

Dieser Punkt gilt als Mu-Punkt des Dickdarm-Meridians.

Ma 36: Zu-san-li = »Drei-Meilen-(Punkt) am Fuß«

a) 3 cun unterhalb des unteren Kniescheibenrandes an der Außenseite des Schienbeins (bei gebeugtem Knie gut auffindbar).

b) Magenerkrankungen aller Art, Übelkeit und Erbrechen, Verstopfung, Erkrankungen des Verdauungstraktes im allgemeinen. Anregen-

der Punkt bei Energiemangel oder allgemeinen Schwächezuständen.

c) Daumendruck, Vibrieren, Moxa.

Ma 42: Cong-yang = »Anstürmendes Yang«

a) 2 cun oberhalb der Linie, die zwischen beiden Knöchelspitzen gezogen werden kann, an der Außenseite des zweiten Mittelfußknochens.

b) Zahnschmerzen im Oberkieferbereich; Krampfzustände, Schmerzen und Krämpfe im Fuß.

c) Daumendruck, Drehen mit Stäbchen.

III.5.4 Der Milz-Meridian und seine An-mo-Punkte

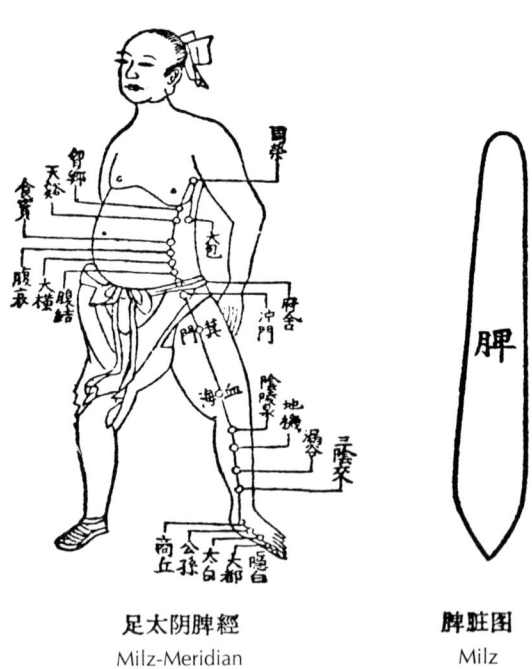

足太阴脾經
Milz-Meridian

脾脏图
Milz

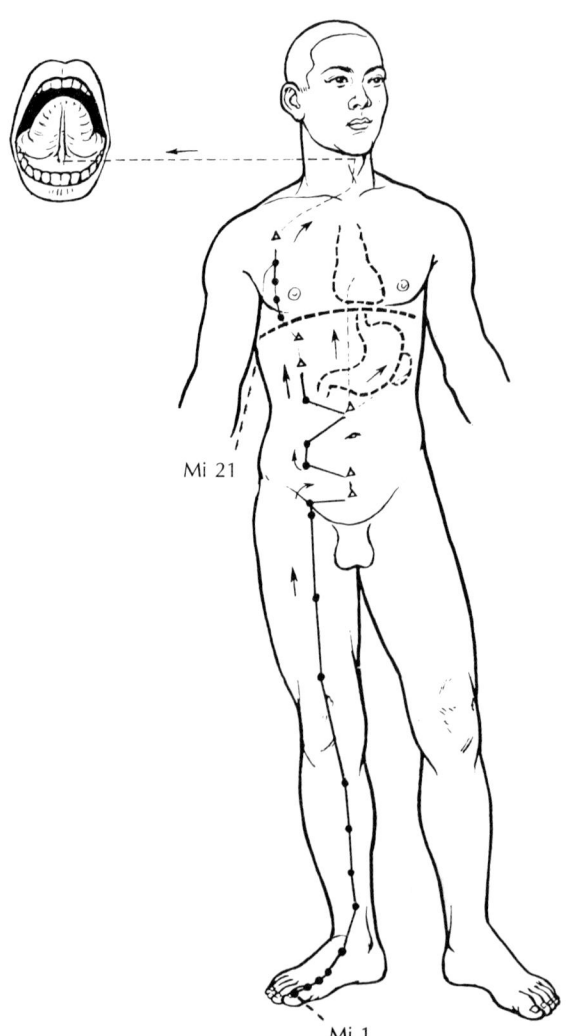

Mi 21

Mi 1

Der Milz-Meridian beginnt an der Innenseite der großen Zehe in der Nähe des Nagelfalzwinkels. Er läuft zu Anfang die Innenseite des ersten Mittelfußknochens herauf (Mi 3) und oberhalb am Knöchel vorbei zum inneren Schienbeinrand (Mi 6). Von dort läuft er in ziemlich gerader Linie unter- und Oberschenkel herauf, bis er bei seinem 13. Punkt in der Schambeingegend den Bauchraum betritt.

Von dort macht er eine Abzweigung zum Ren-Mai-Meridian, mit dem er sich an dessen 4. Punkt

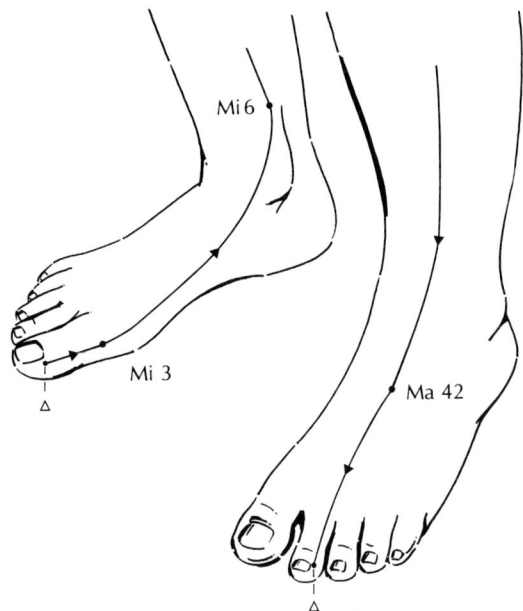

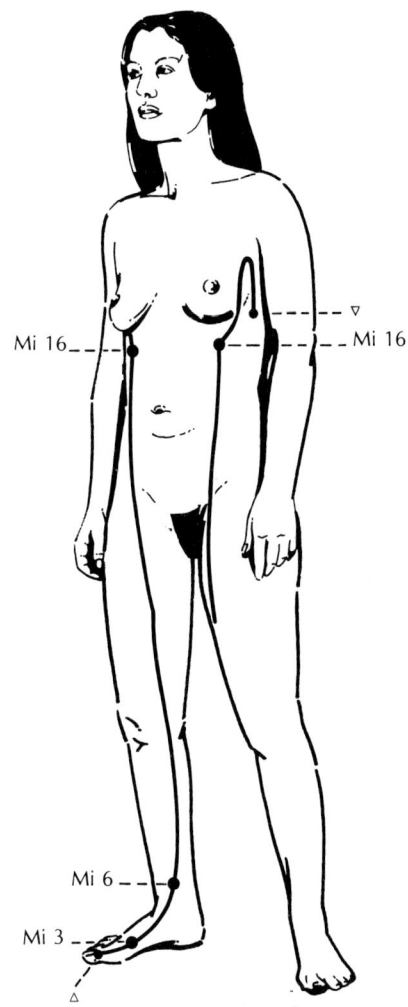

vereinigt (RM4, siehe Seite 73). Bis zu dessen 6. Punkt strömt er auf der Bauchmittellinie und wendet sich dann wieder hinüber zu seiner Hauptlinie, die er an ihrem 14. Punkt wieder betritt.

Vom 15. Punkt an wendet er sich wieder zur Mittellinie hin. Ein Seitenarm verläßt ihn und strömt in das ihm zugehörige Organkraftfeld, die Milz-Region. Ein weiterer Seitenarm strömt durch die Magen-Region auf das Herz zu.

Er betritt dann seine Hauptverlaufslinie wieder (Mi 16), läuft von dort die Brust herauf bis zum 6. Rippenzwischenraum, macht dann eine scharfe Abwärtsbewegung und endet im 6. Rippenzwischenraum mit dem 21. Punkt.

Shu-Punkt des Milz-Meridian: B 20;
Mu-Punkt des Milz-Meridian: Le 13.

Die wichtigsten An-Mo-Punkte des Milz-Meridian:

Mi 3: Tai-bai = »Äußerstes Weiß«
a) Etwa in der Mitte der Fußinnenseite; vor und etwas unterhalb des 1. Mittelfußknochens an dessen zu den Zehen weisenden Gelenkkopf; wo sich die helle Fußoberhaut und die dunklere Fußsohlenhaut treffen.
b) Magenerkrankungen, Milzschwellung, Erkrankungen des Verdauungstrakts im allgemeinen; Menstruationsbeschwerden, Uterusschmerzen.
c) Drehen mit Stäbchen.

Mi 6: San-yin-jiao = »Kreuzung der drei Yin«
a) 3 cun oberhalb der inneren Knöchelspitze am inneren Schienbeinrand.
b) Verdauungsbeschwerden, unwillkürlicher Stuhl- und Harnabgang; (bei Frauen) Menstrutionsbeschwerden, Erkrankungen der Vagina, des Uterus, der Ovarien im allgemeinen (wichtigster Punkt bei gynäkologischen Erkrankungen); (bei Männern) Impotenz, nächtliche Pollutionen; beruhigender Punkt bei nervösen Zuständen, Einschlafstörungen.
c) Daumendruck; Moxa.

Mi 16: Fu-ai = »Bauchschmerz«
a) Auf dem unteren Brustkorbrand, wo dieser genau 6 cun von der Mittellinie entfernt ist.
b) Bauchschmerzen, Verstopfung, Durchfall; Leber- und Milzschwellung.
c) Daumendruck, Drehen mit Stäbchen; Moxa.

49

III.5.5   Der Herz-Meridian
         und seine An-mo-Punkte

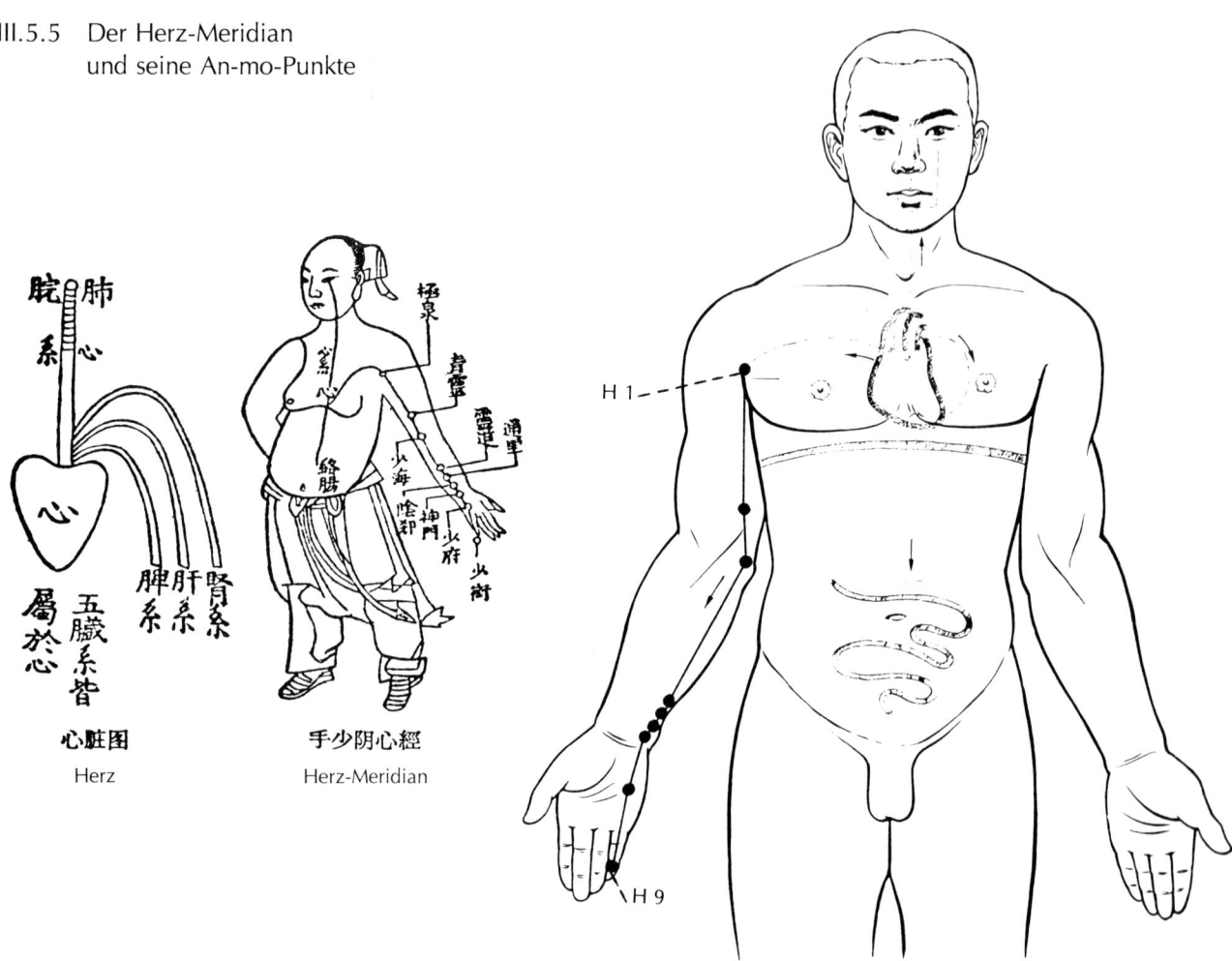

心臟图
Herz

手少阴心經
Herz-Meridian

Dieser Meridian beginnt bei dem ihm zugeordne-ten Organkraftfeld, dem Herzen, mit einem im Körperinneren verlaufenden Strom, der sich mit einem Arm in den Dünndarmbereich herunterbe-gibt und mit dem anderen den Hals bis zum Auge heraufstreicht. Ein dritter innerer Strom geht vom Herzbereich durch die Brust zur Achselhöhle, wo er mit dem ersten Punkt die Körperoberfläche be-tritt.

Von dort läuft er die Innenseite des Oberarms herunter bis zum Ellenbogen (H 3), dann die Elle entlang bis zum Handgelenk (H 7) und von dort auf den kleinen Finger zu, wo er mit Punkt (H 9) endet.

Shu-Punkt des Herz-Meridian: B 15;
Mu-Punkt des Herz-Meridian: RM 14.

Die wichtigsten An-mo-Punkte des Herz-Meri-dian:

H 3: Shao-hai = »Kleines Meer«
a)   Auf dem Gelenkkopf der Elle am inneren Ende der Ellenbeugefalte (bei gebeugtem Arm gut auffindbar).
b)   Herzasthma, Herzzittern; Kreislaufstörungen, Taubheitsgefühl in Armen und Händen, Ellen-bogenschmerzen.
c)   Daumendruck.

H 7: Shen-men = »Tor der Götter«
a) An der Gelenkkuppe der Elle im Handgelenk.
b) Schlaflosigkeit, Angstzustände, Neurosen, Nervosität; Herzrhythmusstörungen. Stark beruhigender Punkt.
c) Daumendruck, Drehen mit Stäbchen.

H 9: Shao-chong = »Geringer Ansturm«
a) Etwas oberhalb des Endgliedgelenkes des kleinen Fingers innen neben der Knochenmitte.
b) Herzbeschwerden der verschiedensten Art, Ohnmachtszustände.
c) Drehen mit Stäbchen, Kneifen mit Daumennagel.

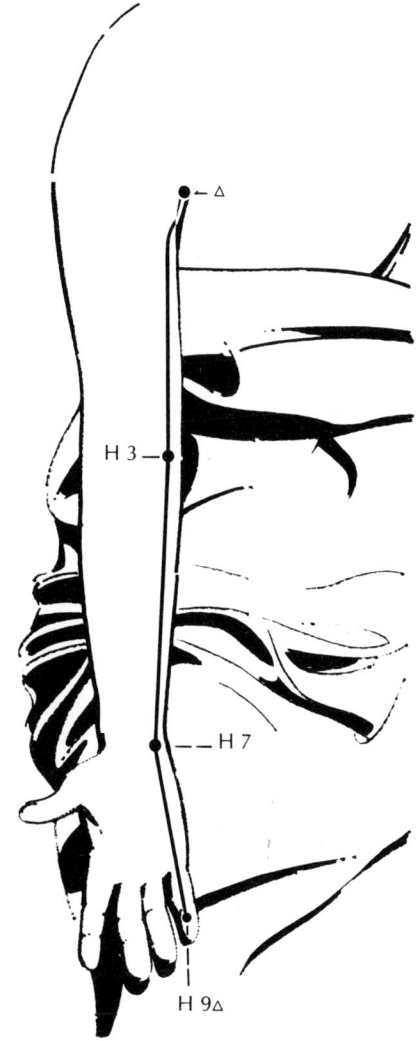

III.5.6   Der Dünndarm-Meridian
          und seine An-mo-Punkte.

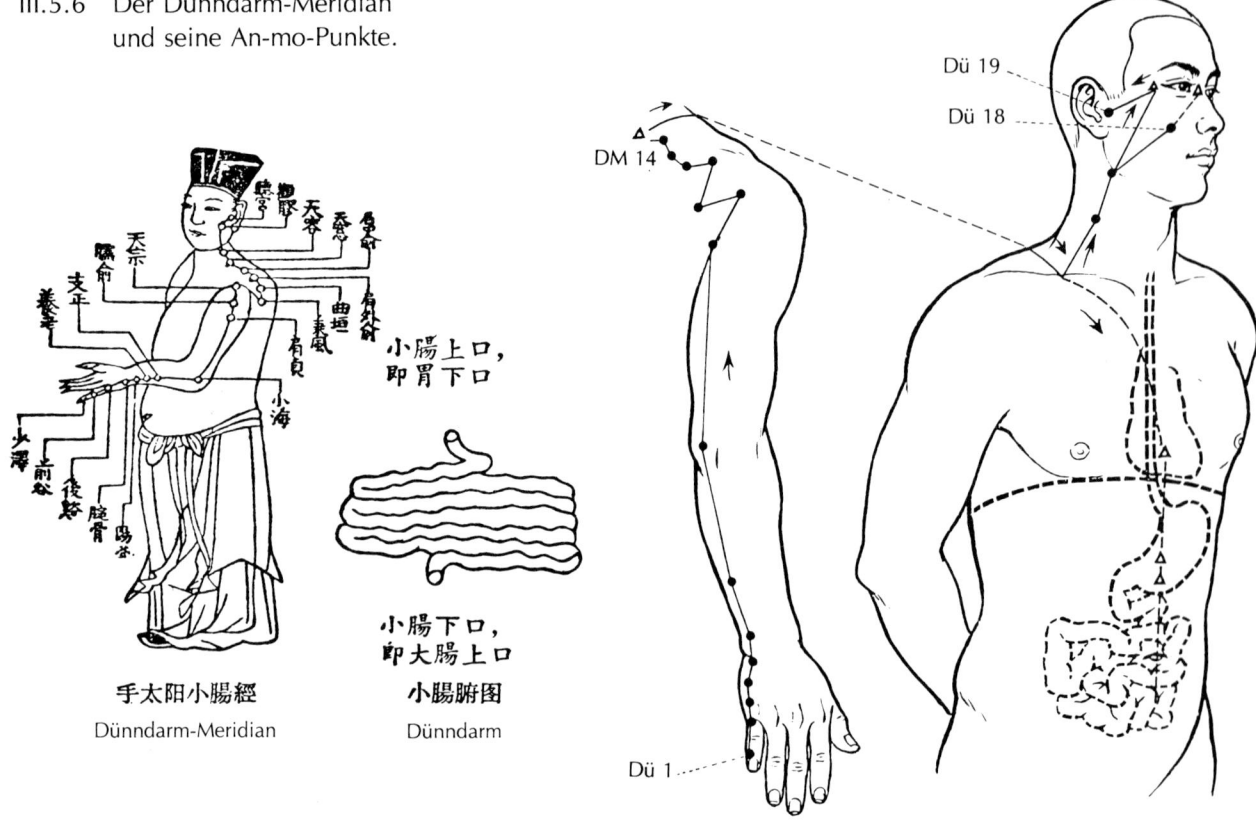

手太阳小腸經
Dünndarm-Meridian

小腸臍图
Dünndarm

Der Dünndarm-Meridian beginnt am Endglied des kleinen Fingers in unmittelbarer Nähe des Nagelfalzwinkels, läuft dann die Außenseite der Mittelhand entlang (Dü 3) zum Handgelenk und die Außenseite des Unter- und Oberarms herauf.

Er betritt dann die Schulterregion und beschreibt eine Zick-Zack-Linie auf dem Schulterblatt zur Nackenmuskulatur hin. Bei (Dü 15) verläßt er seine Hauptverlaufslinie und vereinigt sich mit dem Du-Mai-Meridian (DM 14, siehe Seite 70) und dem Dickdarm-Meridian.

Dann kehrt er wieder auf seine Hauptverlaufslinie zurück und wendet sich zum Schlüsselbein.

Dort verläßt ihn ein Seitenarm, der durch die Brust und die Bauchhöhle zu dem ihm zugehörigen Organkraftfeld hinstrebt, dem Dünndarm.

Sein Hauptstrom geht den Außenhals herauf zur Gesichtsregion, wo sich zwei kleinere Seitenarme zu den Anfangspunkten des Blasen- und des Gallenblasen-Meridians hin verzweigen. Sein Hauptstrom geht indessen zum Jochbein (Dü 18) und endet am Jochbein in der Nähe des Ohres mit dem 19. Punkt.

Shu-Punkt des Dünndarm-Meridian: B 27;
Mu-Punkt des Dünndarm-Meridian: RM 4.

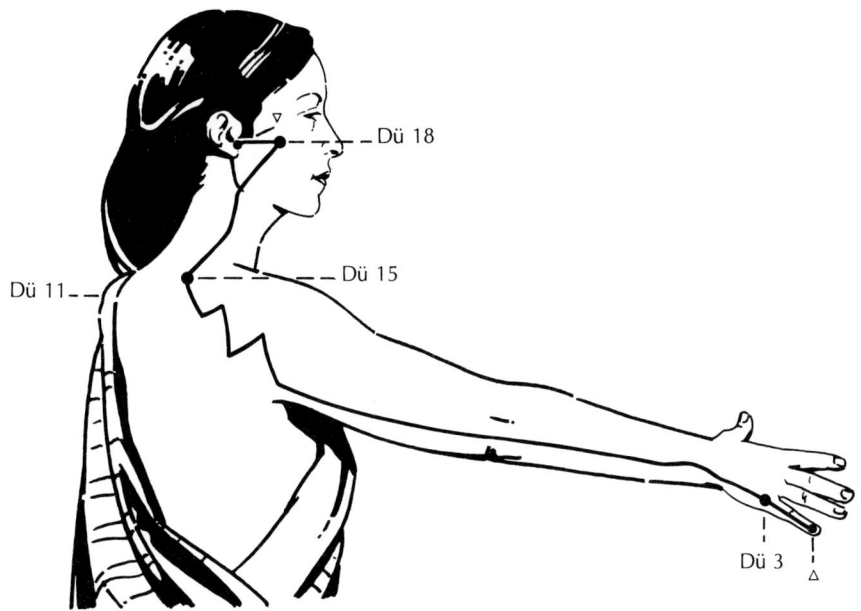

Die wichtigsten An-mo-Punkte des Dünndarm-Meridian:

Dü 3: Hou-xi = »Hinterer Bach«
a) An der Außenseite der Gelenkkuppe des 5. Mittelhandknochens. Am äußeren Ende der Beugefalte, die beim Ballen einer Faust unterhalb des kleinen Fingers entsteht.
b) Nackensteifheit, Zittern, Taubheit, Kopfschmerzen, Nachtschweiß.
c) Drehen mit Stäbchen, Kneifen mit Daumennagel.

Dü 15: Jian-zhong = »Schultermitte«
a) 3 cun neben dem Dornfortsatz des 7. Halswirbels.
b) Nackensteifheit, Nackenschmerzen; Bronchitis, Asthma.
c) Daumendruck; Moxa.

Dü 18: Quan-liao = »Backenknochengrube«
a) Unterhalb des Jochbein-/Backenknochenvorsprungs.
b) Zahnschmerz (sehr wichtig!); Gesichtslähmung.
c) Daumendruck.

III.5.7 Der Blasen-Meridian
und seine An-mo-Punkte

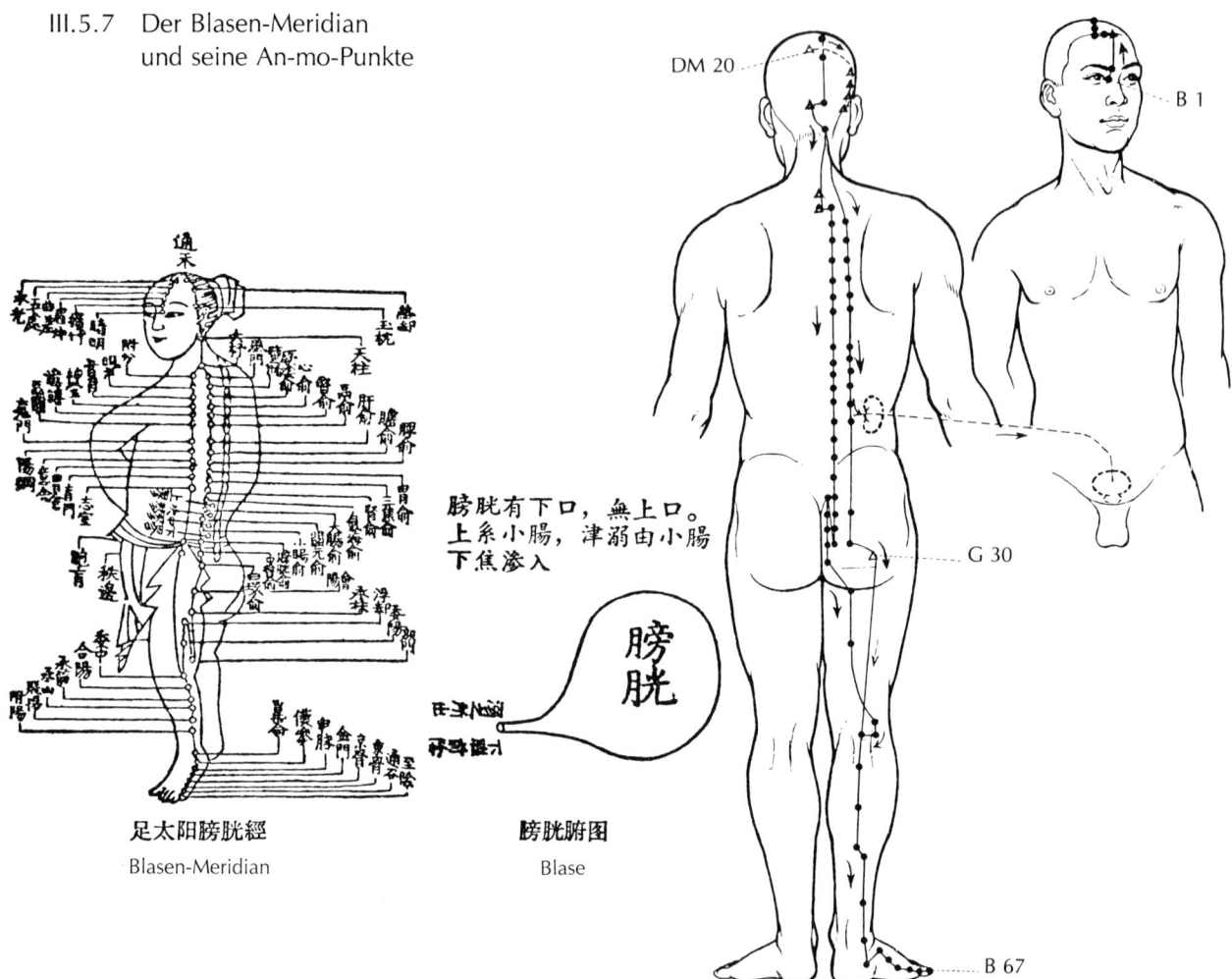

足太阳膀胱經
Blasen-Meridian

膀胱腑图
Blase

膀胱有下口，無上口。
上系小腸，津溺由小腸
下焦滲入

DM 20

B 1

G 30

B 67

Der Blasen-Meridian beginnt am inneren Augen-winkel, geht dann zur Augenbraue hinauf (B 2), überquert die Stirn, macht am Haaransatz eine Winkellinie nach außen und läuft von seinem 4. Punkt an parallel zur Mittellinie über den Schädel.

Am Scheitelbein zweigt ein Nebenarm zum Du-Mai-Meridian ab und betritt diesen bei Punkt DM 20. Ein anderer Seitenarm läuft herunter in die Hinterohr-Region und überquert den Gallenbla-sen- und den San-Jiao-Meridian.

Seine Hauptverlaufslinie geht indessen den Hin-terkopf herunter und vereinigt sich mit dem Du-Mai-Meridian an Punkt DM 14 (siehe Seite 70). Er tritt dann bei seinem 11. Punkt wieder auf seine Hauptlinie zurück.

Danach teilt er sich in zwei Ströme. Der eine verläuft parallel zur Mittellinie der Wirbelsäule im Abstand von 1 1/2 cun zu dieser den Rücken herunter und die Hinterseite des Oberschenkels entlang zur Kniekehle (Punkte 11 bis 39). Auf dieser Linie liegen die zwölf Shu-Punkte (siehe Punktebeschreibung). Der zweite Strom läuft im Abstand von 3 cun zur Mittellinie den Rücken herunter und den Oberschenkel an dessen Hinter-seite herab, bis er sich mit dem ersten Strom in Punkt B 40 in der Kniekehle vereinigt.

Von dort strömt der Meridian in beinahe gerader Linie die Wade hinunter (B 57) und die Außenseite des Fußes entlang bis zur kleinen Zehe, wo er mit seinem 67. Punkt endet.

(Eine andere Zählmethode, die in der deutsch-sprachigen Fachliteratur häufig anzutreffen ist, läßt die beiden Hauptströme sich in Punkt 36 des Bla-sen-Meridians vereinigen, wodurch sich für die Punkte am Oberschenkel und am Knie eine andere Numerierung ergibt.)

54

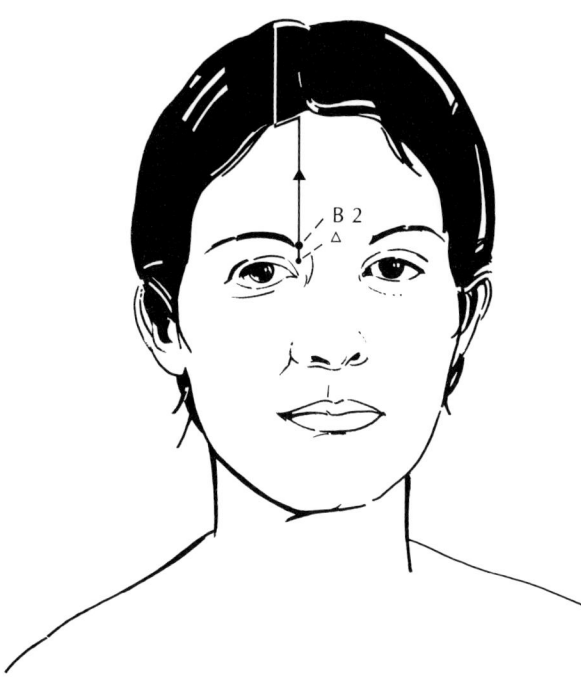

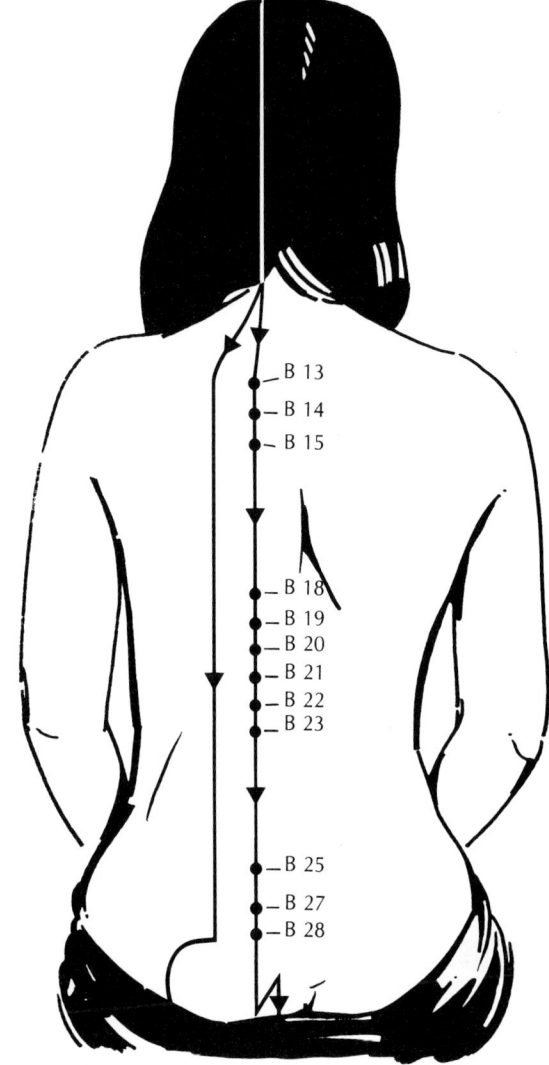

Shu-Punkt des Blasen-Meridian: B 28;
Mu-Punkt des Blasen-Meridian: RM 3.

Die wichtigsten An-Mo-Punkte des Blasen-Meridian:

B 2: Zan-zhu = »Bambus-Sammeln«
a) Am inneren Ende der Augenbraue.
b) Sinusitis, Kopfschmerzen, Gesichtslähmung; Sehfehler verschiedenster Art.
c) Daumendruck.

Die zwölf Shu-Punkte:
B 13: Fei-shu = »Lungen-Shu«
a) Im 3. Rippenzwischenraum, 1 1/2 cun neben der Mittellinie des Rückens.
b) Erkältungskrankheiten, Grippe; Erkrankungen der Lunge, der Atemwege; erschwerte Atmung mit nervöser oder psychischer Ursache; Ekzeme, Neurodermatitis, Allergien.
c) Daumendruck, Vibration mit Daumenkuppe, Moxa.
B 14: Jue-yin-shu = »Shu-Punkt des erschöpften Yin« (Shu-Punkt des Herzbeutels)
a) Im 4. Rippenzwischenraum, 1 1/2 cun von der Mittellinie des Rückens.

b) Herzrhythmusstörungen; Erregbarkeit; kalte Hände und Füße, Schluckauf.
c) Daumendruck, Vibration mit Daumenkuppe, Moxa.

B 15: Xin-shu = »Herz-Shu«
a) Im 5. Rippenzwischenraum, 1 1/2 cun neben der Mittellinie des Rückens.
b) Herzkrankheiten im allgemeinen, Herzzittern; Psychoneurotische Symptomatiken im allgemeinen, Schizophrenie.
c) Daumendruck, Vibration mit Daumenkuppe, Moxa.

B 18: Gan-shu = »Leber-Shu«

a) Im 9. Rippenzwischenraum, 1 1/2 cun neben der Mittellinie des Rückens.
b) Erkrankungen und Funktionsstörungen von Leber und Galle; akute und chronische Hepatitis, Fettleber, mangelnde Sekretion des Gallensaftes.
c) Daumendruck, Vibration mit Daumenkuppe, Moxa.

B 19: Dan-shu = »Gallenblasen-Shu«

a) Im 10. Rippenzwischenraum, 1 1/2 cun von der Mittellinie des Rückens.
b) Erkrankungen und Funktionsstörungen von Leber und Galle; akute und chronische Hepatitis, Fettleber, mangelnde Sekretion des Gallensaftes.
c) Daumendruck, Vibration mit Daumenkuppe, Moxa.

B 20: Pi-shu = »Milz-Shu«

a) Im 11. Rippenzwischenraum, 1 1/2 cun neben der Mittellinie des Rückens.
b) Magenschmerzen, -geschwüre; chronischer Durchfall, Hepatitis.
c) Daumendruck, Vibration mit Daumenkuppe, Moxa.

B 21: Wei-shu = »Magen-Shu«

a) Im 12. Rippenzwischenraum, 1 1/2 cun neben der Mittellinie des Rückens.
b) Magenerkrankungen im allgemeinen, Gastritis, Magengeschwüre, Übelkeit, Erbrechen.
c) Daumendruck, Vibration mit Daumenkuppe, Moxa.

B 22: San-jiao-shu = »Drei-Erwärmer-Shu«

a) Zwischen dem 1. und 2. Lendenwirbel, 1 1/2 cun neben der Mittellinie des Rückens.
b) Schwächezustände, Energiemangel, Magersucht; Magen- und Darmkrämpfe; Nierenerkrankungen.
c) Daumendruck, Vibration mit Daumenkuppe, Moxa.

B 23: Shen-shu = »Nieren-Shu«

a) Zwischen dem 2. und 3. Lendenwirbel, 1 1/2 cun neben der Mittellinie des Rückens.
b) Nierenerkrankungen im allgemeinen, Menstruationsstörungen; Impotenz; Verstopfung, Hämorrhoiden.
c) Daumendruck, Vibration mit Daumenkuppe, Moxa.

B 25: Da-chang-shu = »Dickdarm-Shu«

a) Zwischen dem 4. und 5. Lendenwirbel, 1 1/2 cun neben der Mittellinie des Rückens.
b) Verdauungsstörungen im allgemeinen, Durchfall, Verstopfung, Blähungen.
c) Daumendruck, Vibration mit Daumenkuppe, Moxa.

B 27: Xiao-chang-shu = »Dünndarm-Shu«

a) Neben dem 1. Kreuzbeinloch in einer Mulde, etwa 1 1/2 cun neben der Mittellinie des Rückens.
b) Darmkrämpfe, Verdauungsstörungen; Kreuzschmerzen.
c) Daumendruck, Drehen mit Stäbchen, Moxa.

B 28: Pang-guang-shu = »Blasen-Shu«

a) Neben dem 2. Kreuzbeinloch, etwa 1 1/2 cun von der Mitellinie des Rückens entfernt.
b) Blasenentzündung, Harnverhaltung, Prostataerkrankungen im allgemeinen, Menstruationsstörungen, Kreuzschmerzen.
c) Daumendruck, Drehen mit Stäbchen, Moxa.

B 40: Wei-zhong = »Beugenmitte«

a) Exakter Mittelpunkt der Kniebeuge.
b) Kniegelenkschädigungen, Meniskus; Krämpfe oder Schmerzen in den Beinen; Hitzschlag.
c) Daumendruck.

B 57: Cheng-shan = »Fortsetzung des Berges«

a) 6 cun unter B 40, in der Mitte der beiden Wadenmuskeln.
b) Krämpfe und Schmerzen in den Beinen; Rückenschmerzen, Ischias.
c) Daumendruck; Moxa.

B 60: Kun-lun = »Kun-Lun-Gebirge« (zwischen China und Tibet)

a) 1 cun neben der äußeren Knöchelspitze an der Achillessehne.
b) Prostata- und Harnblasenerkrankungen; Arthritis; Lendenschmerzen, Fußgelenkschmerzen.
c) Drehen mit Stäbchen.

B 65: Shu-gu = »Knochenbindung«

a) Etwas unterhalb des Gelenkkopfes des 5. Mittelfußknochens, 1/2 cun vom Gelenk der kleinen Zehe entfernt.
b) Kopfschmerz, Zittern, Lendenschmerzen, Fußschmerzen.
c) Drehen mit Stäbchen.

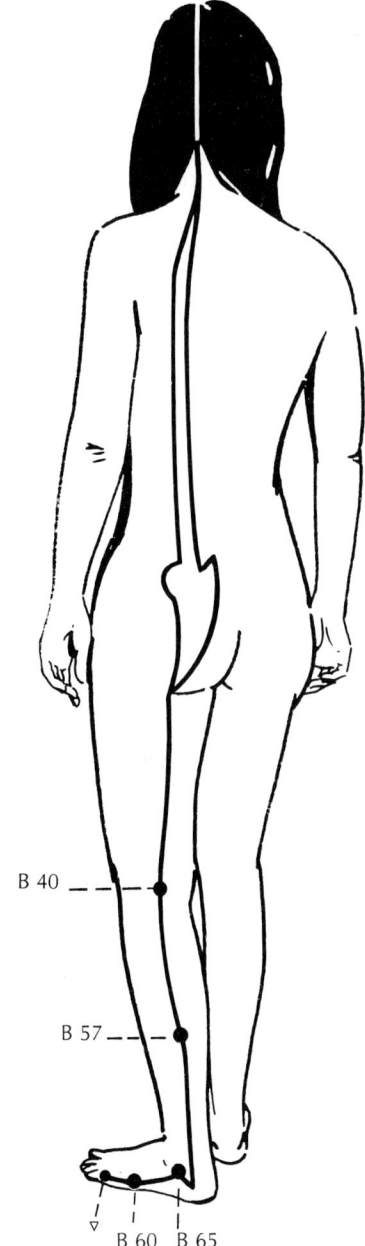

B 40

B 57

B 60   B 65

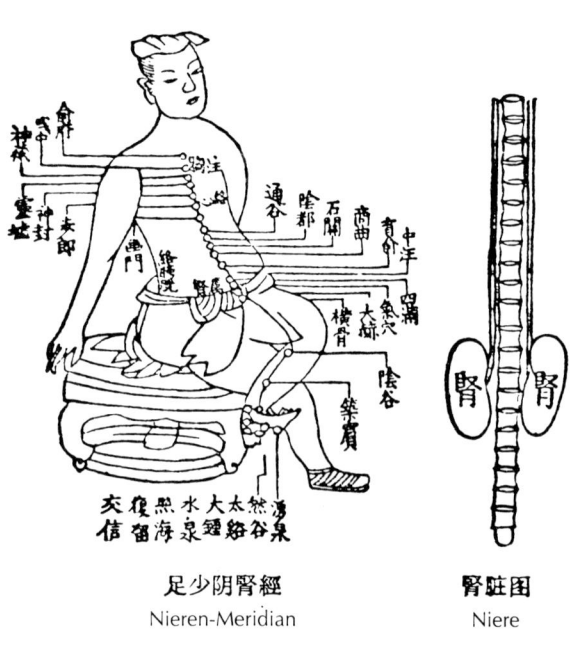

足少阴肾經
Nieren-Meridian

腎臓図
Niere

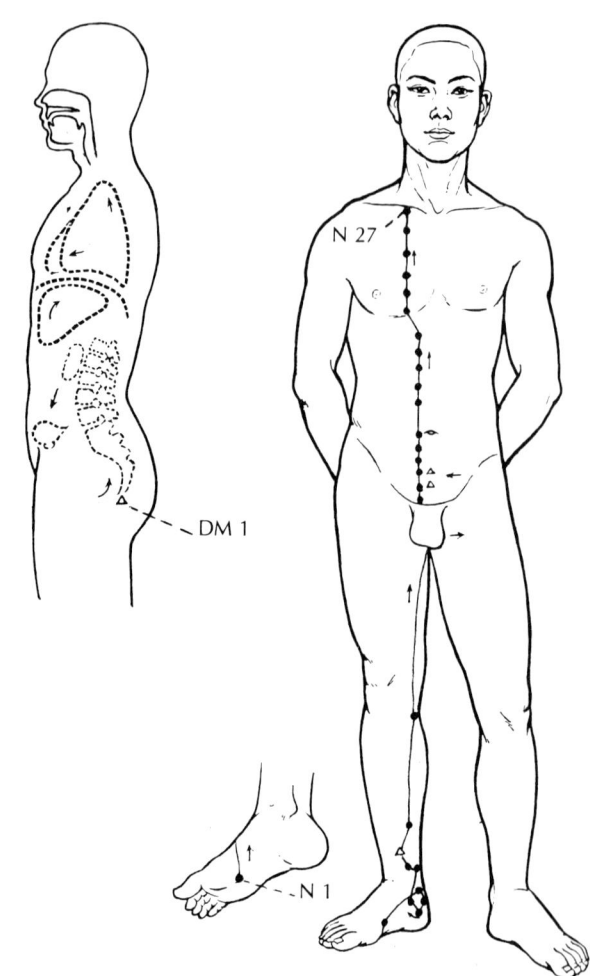

Dieser Meridian beginnt etwa dort, wo der Blasen-Meridian endet – an der kleinen Zehe –, mit einem Seitenarm, der direkt auf den Punkt (N 1) unterhalb des Fußes zuläuft.

Sein Hauptstrom läuft dann die innere Fußseite hinauf in Richtung Ferse, wo er eine Schlaufe beschreibt (N 3). Von dort wendet er sich aufwärts und kreuzt den Milz-Meridian in Mi 6 (siehe Seite 49). Dann läuft er in etwa gerader Linie die Innenseite von Unter- und Oberschenkel herauf zur Genitalgegend, wo mehrere Seitenarme abzweigen und einen inneren Verlauf nehmen.

Ein Seitenarm führt direkt zum Anfangspunkt des Du-Mai-Meridians hin, läuft dann das Steißbein und die Wirbelsäule (im Lendenwirbelbereich) herauf bis in die Gegend des dem Meridian zugehörigen Organkraftfeldes, der Niere. Er läuft von dort durch die Bauchhöhle in Richtung Blase weiter

und betritt bei Punkt RM 4 wieder die Körperoberfläche, läuft den Ren-Mai-Meridian bis zum Schambein herunter und zweigt dort wieder auf seine Hauptverlaufslinie ab.

Ein anderer Seitenarm wendet sich von der Niere hinauf zur Lunge und verzweigt sich dort noch einmal. Ein Arm strömt in die Gegend der Lungenspitzen, ein anderer den Hals hinauf zu Rachen und Mund.

Die Hauptverlaufslinie verläuft parallel zur Mittellinie des Bauches in 1/2 cun Abstand zu dieser bis zum unteren Brustkorbrand (Punkte 11 bis 21), wendet sich dann etwas nach außen und läuft wiederum parallel zur Mittellinie der Brust in 2 cun Abstand zu dieser bis zum Endpunkt des Meridians unterhalb des Schlüsselbeins (N 27).

Shu-Punkt des Nieren-Meridian: B 23;
Mu-Punkt des Nieren-Meridian: G 25.

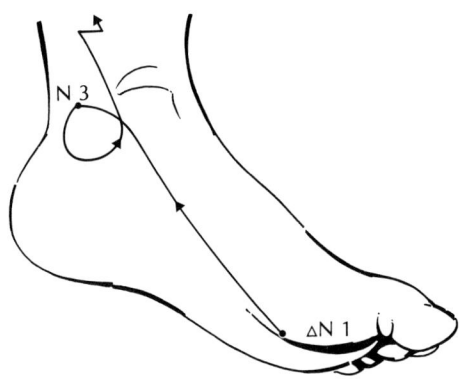

Die wichtigsten An-mo-Punkte des Nieren-Meridian:

N 1: Yong-quan = »Rauschende Quelle«
a) Zwischen dem 2. und 3. Mittelfußknochen, 4 cun unterhalb der Spitze der 2. Zehe auf der Fußsohle.
b) Impoten, Menstruationsbeschwerden; Hysterie; Kopfschmerzen; Übelkeit.
c) Drehen mit Stäbchen.

N 3: Tai-xi = »Höchster Bergbach«
a) In der Mitte zwichen der inneren Knöchelspitze und der Achillessehne.
b) Nierenerkrankungen im allgemeinen, Nephritis; Blasenentzündung; Arthritis; Eierstockentzündungen, Periodenschmerzen, Impotenz; Kopfschmerzen.
c) Drehen mit Stäbchen.

N 27: Shu-fu = »Amt der Shu-Punkte«
a) In der Vertiefung zwischen Schlüsselbein und erster Rippe, 2 cun neben der Mittellinie der Brust.
b) Schmerzen in der Brust; Husten, Asthma; Erbrechen.
c) Daumendruck; Moxa.

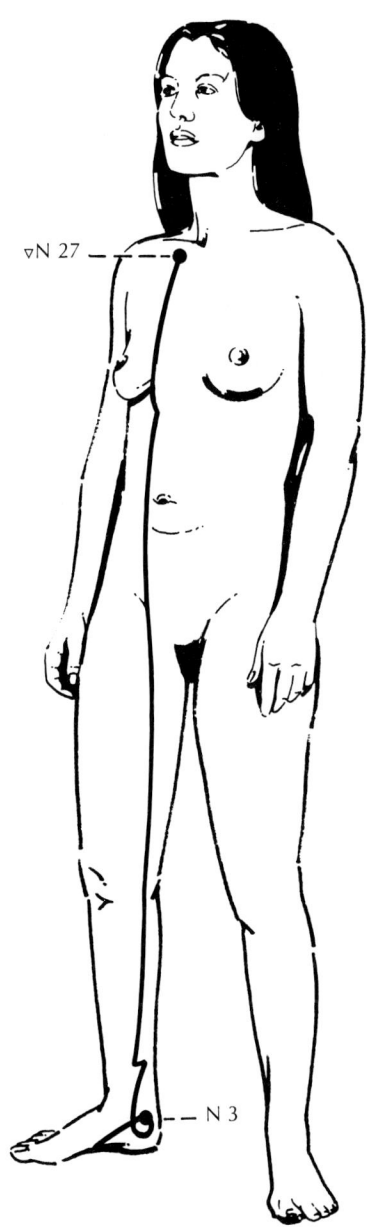

III.5.9 Der Herzbeutel-Meridian
und seine An-mo-Punkte

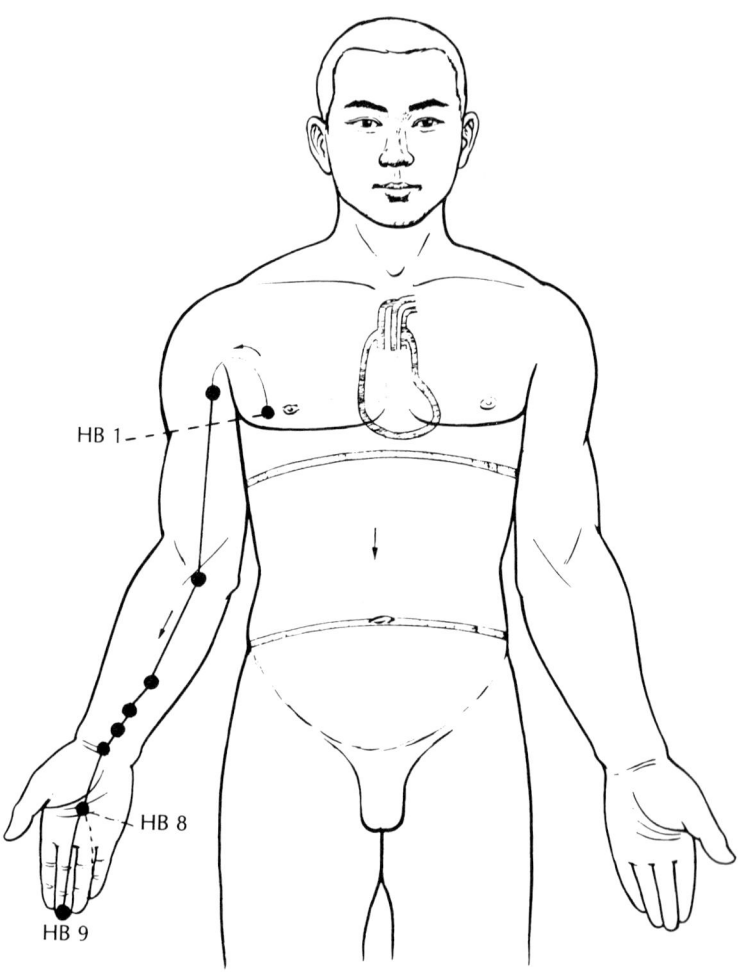

Ausgehend vom Zentrum seines Organbereichs durchläuft ein innerer Arm dieses Meridians die drei Regionen des Drei-Erwärmer-Organs. Ein anderer innerer Arm verläuft in Richtung Brustwarze und betritt 1 cun neben derselben die Körperoberfläche (HB 1).

Ausgehend von diesem Punkt beschreibt sein Hauptstrom eine Kurvenlinie zum Oberarm hin, läuft dann gerade über den Bizeps zur Ellenbeuge (HB 3), dann die Mitte des Unterarms auf dessen Innenseite entlang (HB 6) zur Handgelenkmitte und über die Innenhand zu seinem Endpunkt am Endglied des Ringfingers.

Shu-Punkt des Herzbeutel-Meridian: B 14;
Mu-Punkt des Herzbeutel-Meridian: RM 17.

Die wichtigsten An-mo-Punkte des Herzbeutel-Meridian:

HB 1: Tian-chi = »Himmelsteich«
a) 1 cun seitlich neben der Brustwarze im 4. Rippenzwischenraum.
b) Herzasthma, Völlegefühl in der Lunge, Lymphdrüsenschwellungen.
c) Daumendruck; Moxa.

HB 3: Qu-ze = »Gewundener Sumpf«
a) In der Mitte der Ellenbeuge an der Außenseite der Bizepssehne.
b) Herzasthma, Kreislaufstörungen; eingeschlafene Arme und Hände; Fieber, Magenverstimmungen.
c) Daumendruck, Greifen mit Daumen.

HB 6: Nei-guan = »Innere Schranke«

a) In der Mitte der Innenseite des Unterarms, 2 cun über der Handgelenkfalte.

b) Herzasthma, Kreislaufstörungen, Durchblutungsstörungen von Armen und Händen; Magenverstimmungen, Erbrechen, Schluckauf; Schlaflosigkeit, Nervosität, Hysterie.

c) Daumendruck; Drehen mit Stäbchen.

HB 8: Lao-gong = »Palast der Arbeit«

a) Auf der sogenannten »Kopflinie« in der Mittelhand; 2 cun unterhalb der Trennungslinie zwischen Mittel- und Ringfinger.

b) Durchblutungsstörungen der Hände (»Kalte Hände«), Taubheitsgefühl in den Händen, unzureichende Beweglichkeit der Finger, Magenverstimmungen.

c) Drehen mit Stäbchen.

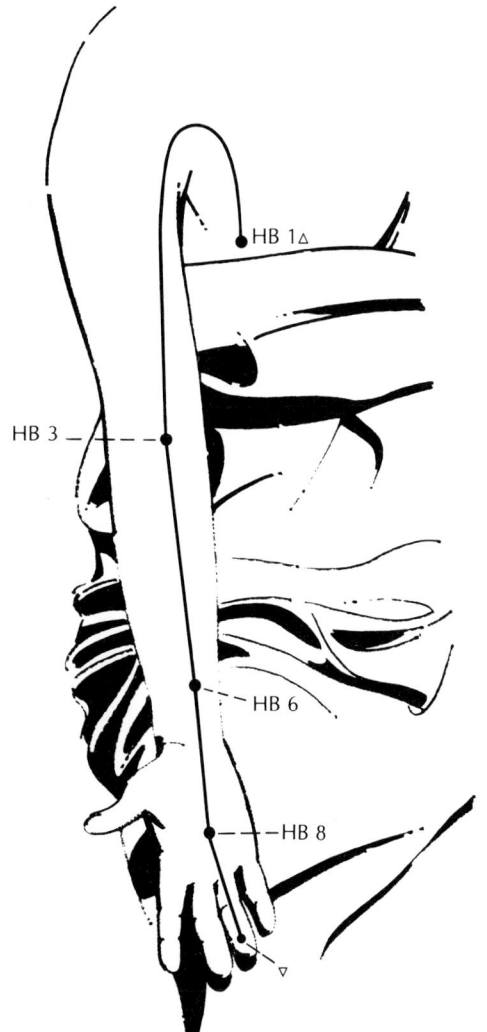

III.5.10   Der Drei-Erwärmer-Meridian
und seine An-mo-Punkte

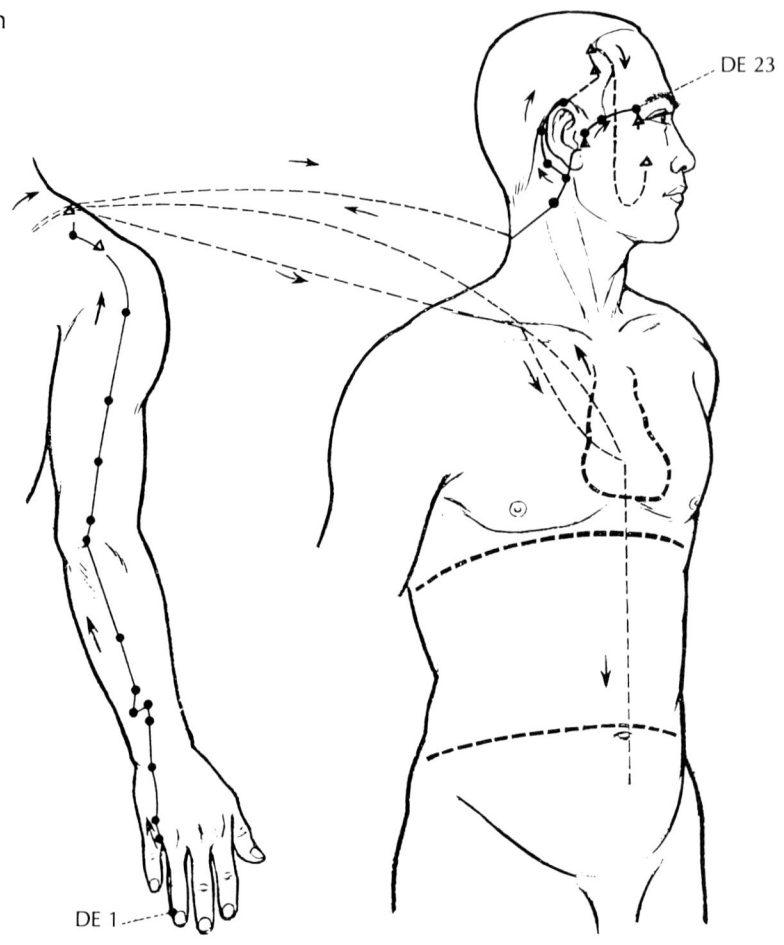

Dieser Meridian beginnt an der Außenseite des Ringfingers in Nagelbettnähe. Er läuft zwischen dem 4. und 5. Mittelhandknochen die Handaußenseite hinauf, überquert das Handgelenk (DE 3), läuft auf die Mitte des Unterarms zu (DE 5) und zum Oberarm in Richtung Schulter herauf.

Aus der Schulterregion zweigt ein Seitenarm ins Körperinnere ab und durchquert die drei Regionen dieses Organkraftfeldes und wendet sich dann zur Schulter hin, wo er bei seinem 15. Punkt wieder die Körperoberfläche betritt.

Der Hauptstrom geht dann den Außenhals herauf, hinter dem Ohr vorbei bis zu Punkt 20, wo ihn wieder ein Seitenarm verläßt. Dieser führt zuerst zur Stirn hinauf und kreuzt den Gallenblasen-Meridian, um dann eine Schlangenlinie zum Backenknochen hin zu durchlaufen, wo er in Punkt Dü 18 den Dünndarm-Meridian kreuzt.

Der Hauptstrom fließt zum Jochbein in Ohrnähe herab und führt dann über die Schläfe zum äußeren Augenbrauenende, wo sein Endpunkt liegt (DE 23).

Shu-Punkt des Drei-Erwärmer-Meridian: B 22;
Mu-Punkt des Drei-Erwärmer-Meridian: RM 5.

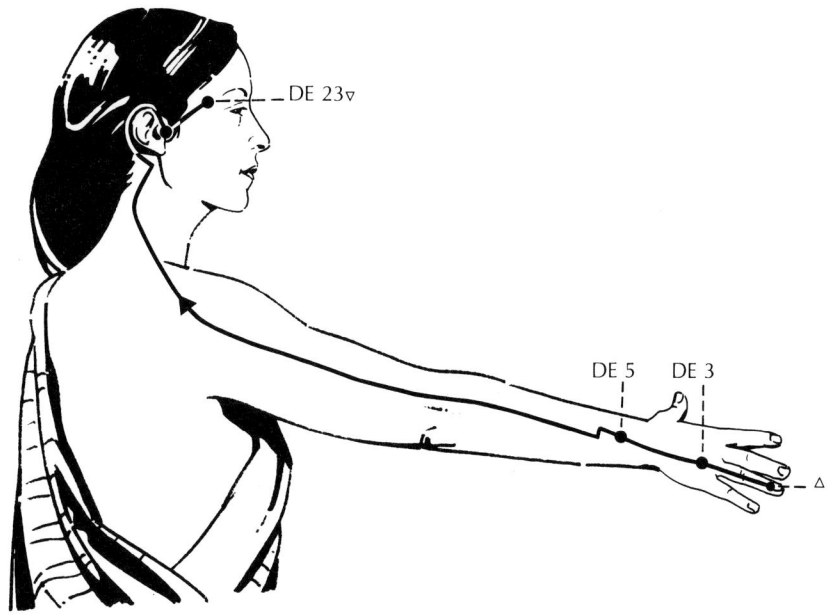

Die wichtigsten An-mo-Punkte des Drei-Erwär-mer-Meridian:

DE 3: Zhong-shu = »Zentrale Achse«
a) Zwischen dem 4. und 5. Mittelhandknochen an der Handaußenseite, 1 cun entfernt von der Trennungslinie des Ringfingers und des kleinen Fingers.
b) Ohrenerkrankungen im allgemeinen, Taubheit, Mittelohrentzündung, Kopfschmerzen, trockene Kehle.
c) Drehen mit Stäbchen.

DE 5: Wai-guan = »Äußere Schranke«
a) In der Mitte der Außenseite des Unterarms, 2 cun über der Handgelenkmitte.
b) Ohrenerkrankungen im allgemeinen, Taubheit, Mittelohrentzündung, Steifer Nacken, Zittern der Hände, Erkältung, Fieber.
c) Drehen mit Stäbchen.

DE 23: Si-zhu-kong = »Seiden-Bambus-Hohlraum«
a) Am äußeren Ende der Augenbraue.
b) Kopfschmerz; Sehstörungen, Bindehautentzündung; Stirnhöhlenentzündung.
c) Vibrieren mit Fingerkuppe.

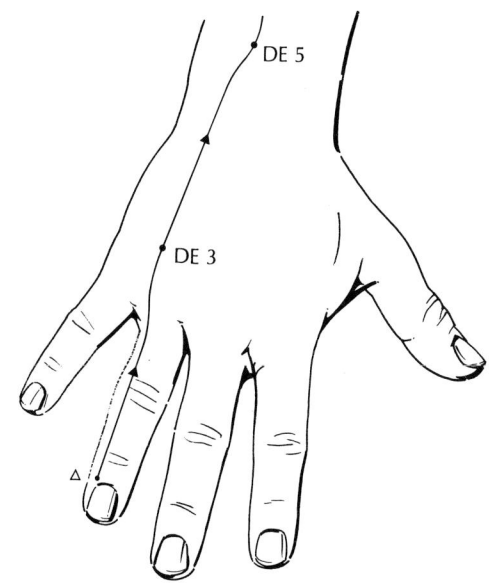

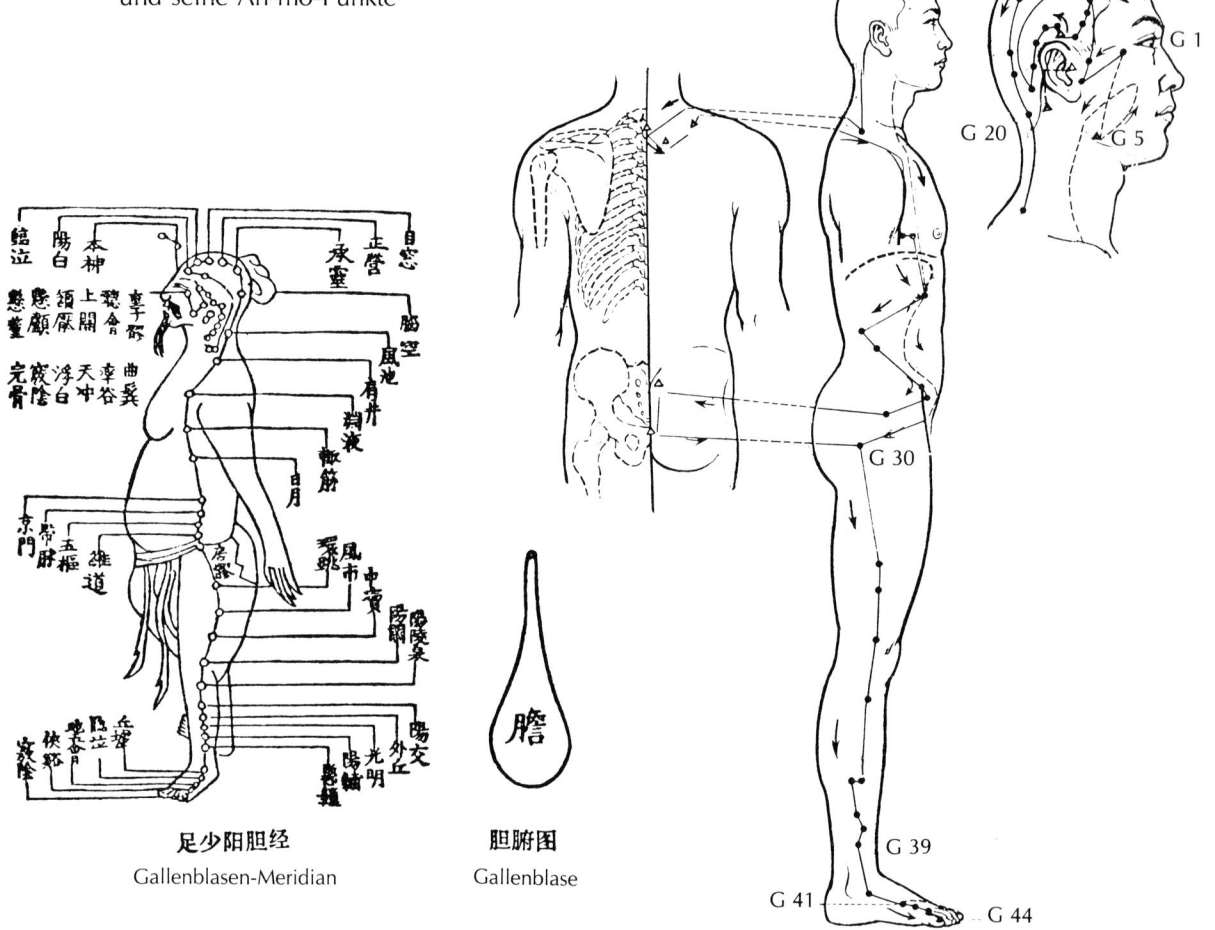

足少阳胆经
Gallenblasen-Meridian

胆腑图
Gallenblase

Dieser Meridian beginnt in der Nähe der äußeren Augenfalte (G 1) und läuft dann über das Jochbein auf das Ohr zu (G 2). Von dort steigt er die Schläfe herauf und beschreibt eine komplizierte Verlaufslinie auf dem Schädel, die ihn zuerst herunter zum Hinterhauptbein, dann nach vorne zum Stirnbein (G 14) und dann wieder herab zum Hinterhaupt laufen läßt (G 20).

Bei diesem Punkt (G 20) verläßt er die Schädelregion und biegt in Richtung auf den Du-Mai-Meridian ab, mit dem er sich in Punkt DM 14 vereinigt. Von dort macht er eine Kehrtwendung über die Schulter zur Brust und strebt der Region seines Organkraftfeldes zu: der Gallenblase (G 24). Er läuft dann den unteren Brustkorbrand entlang zur 12. freistehenden Rippe (G 25) und dann mit einem kurvigen Verlauf auf Gesäß und Oberschenkel zu.

Vom Anfangspunkt des Meridian an wird dieser von einem Seitenarm begleitet, der zuerst in einer Schlaufenlinie das Gesicht durchläuft und dann durch Unterkiefer, Halsregion und den Brustraum seinem Organkraftfeld zustrebt, wo er in Punkt G 24 die Hauptverlaufslinie des Meridian kreuzt. Er durchläuft dann die Bauchhöhle und vereinigt sich mit dem Hauptstrom in dessen 30. Punkt in der Gesäßgegend.

In einer relativ geraden Linie durchläuft der Hauptstrom Ober- und Unterschenkel an deren Außenseite (G 39) und betritt den Fuß (G 41). Von seinem 42. Punkt zweigt noch einmal ein Seitenarm ab, der an der großen Zehe endet. Der Hauptstrom läuft indessen auf die 4. Zehe zu, an deren Endglied er mit dem 44. Punkt endet.

Shu-Punkt des Gallenblasen-Meridian: B 19;
Mu-Punkt des Gallenblasen-Meridian: G 24.

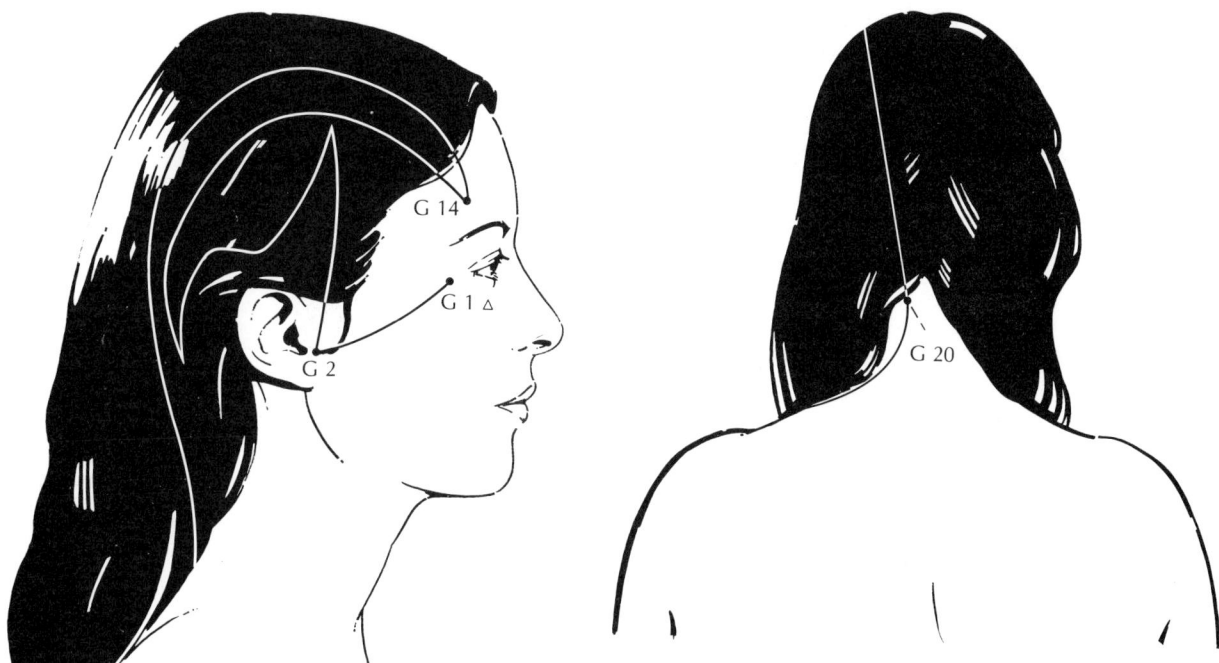

Die wichtigsten An-mo-Punkte des Gallenblasen-Meridian:

G 1: Tong-zi-liao = »Pupillen-Grube«
a) 1/2 cun seitlich des äußeren Augenwinkels.
b) Augenkrankheiten und Sehfehler im allgemeinen, Kurz- und Weitsichtigkeit, Glaukom; Kopfschmerzen.
c) Vibrieren mit Fingerkuppe.

G 2: Ting-hui = »Vereinigung des Gehörs«
a) Vor dem Tragus (Ohrenvorsprung); es ergibt sich an dem Punkt eine Vertiefung, wenn man den Unterkiefer fallen läßt.
b) Ohrenerkrankungen und Gehörfehler im allgemeinen, Taubheit, Ohrensausen; Zucken der Gesichtsmuskulatur, Gesichtslähmung; Zahnschmerz.
c) Daumendruck (ist sehr schmerzhaft).

G 14: Yang-bai = »Weiß des Yang«
a) 1 cun oberhalb der Augenbrauenmitte.
b) Frontalkopfschmerz; Nachtblindheit; Gesichtslähmung.
c) Drehen mit Stäbchen (vorsichtig).

G 20: Feng-chi = »Wind-Teich«
a) In der Vertiefung, die unterhalb des Hinterkopfes durch das große Viereckbein und die Halsmuskulatur gebildet wird.
b) Erkältungskrankheiten; Kopfschmerz; Schwindelgefühl, Ohnmacht; hoher Blutdruck; Zittern des Kopfes.
C) Daumendruck, Vibrieren mit Daumen.

G 24: Ri-yue = »Sonne und Mond«
a) Im 7. Rippenzwischenraum, 3 cun unterhalb der Brustwarze.
b) Erkrankungen von Galle und Leber, Hepatitis, Gallenkolik; Magenbeschwerden.
c) Daumendruck; Moxa.

G 25: Jing-men = »Stadttor«
a) An der Bauchseite; am freien Ende der 12. Rippe.
b) Nierenkolik, Nierenschmerzen; Schmerzen im Brust- und Bauchraum.
c) Daumendruck (vorsichtig), Moxa.

G 39: Xuan-zhong = »Aufhängung der Glocke«
a) 3 cun oberhalb der äußeren Knöchelspitze am Wadenbein.
b) Augenkrankheiten; Erkrankungen und akute Schmerzzustände der Gallenblase; Nacken-steifheit; Lähmungserscheinungen in den unteren Extremitäten.
c) Daumendruck, Drehen mit Stäbchen; Moxa.

G 41: Lin-qi = »Herabsteigen der Tränen«
a) In der Vertiefung, die vor der Verbindung von 4. und 5. Mittelfußknochen liegt.
b) Menstruationsstörungen; Fußschmerzen, Taubheit in den unteren Extremitäten; Zittern; um Milchsekretion nach dem Stillen zu stoppen.
c) Daumendruck, Drehen mit Stäbchen; Moxa.

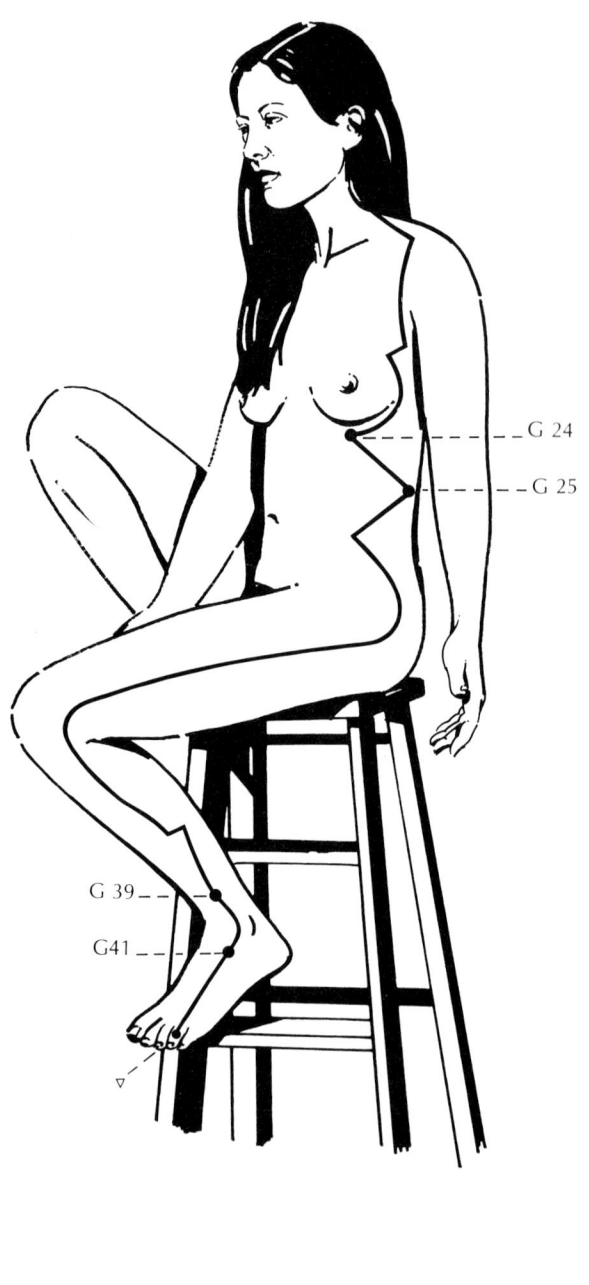

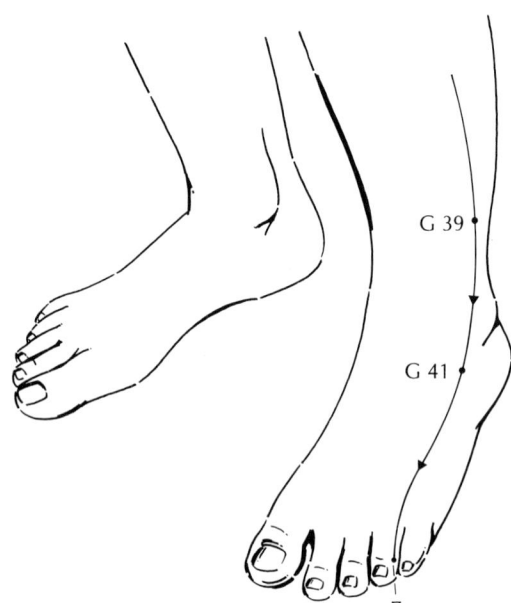

III.5.12 Der Leber-Meridian
und seine An-mo-Punkte

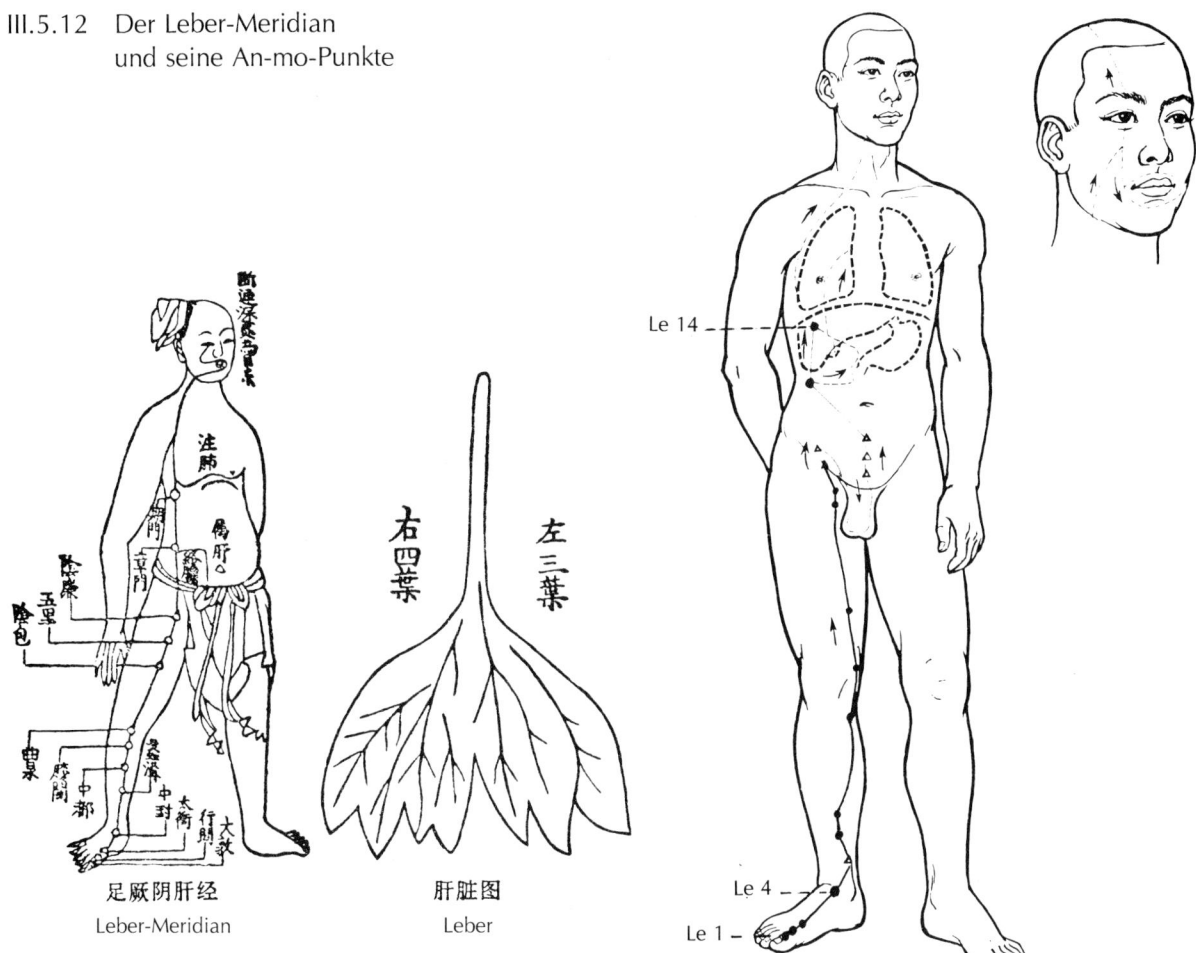

Leber-Meridian

Leber

Le 14

Le 4

Le 1

Der Leber-Meridian beginnt an der Außenseite der großen Zehe. Er läuft zum Mittelfuß hin (Le 2) und über den Knöchel hinweg (Le 4) auf den Unterschenkel zu, wo er sich in Punkt Mi 6 mit dem Milz- und dem Nieren-Meridian vereinigt.

In beinahe geradem Lauf steigt er dann Unter- und Oberschenkel an deren Innenseite hinauf bis in die Genitalgegend, die er in einer Schlaufe durchläuft. Von dort setzt er seinen Lauf auf dem Ren-Mai-Meridian fort, den er an dessen 6. Punkt wieder verläßt, um seine Hauptverlaufslinie in Punkt Le 13 wiederzufinden. Er endet in der Mitte des unteren Brustkorbrandes (Le 14).

Shu-Punkt des Leber-Meridian: B 18;
Mu-Punkt des Leber-Meridian: Le 14.

Die wichtigsten An-mo-Punkte des Leber-Meridian:

Le 2: Xing-jian = »Fortbewegungs-Raum«
a) 1/2 cun hinter dem Verbindungspunkt der großen Zehe mit der 2. Zehe zum Mittelfuß hin.
b) Menstruationsstörungen, Impotenz; zu hoher Blutdruck, rote, geschwollene Augen.
c) Drehen mit Stäbchen.

Le 4: Zhong-feng = »Mittlere Aufschüttung«
a) In der Vertiefung, die 1 cun neben der inneren Knöchelspitze auf der Oberseite des Fußgelenks tastbar ist.
b) Impotenz, Schmerzen in Penis und Hoden; Fußgelenkarthritis.
c) Daumendruck; Drehen mit Stäbchen.

Le 13: Zhang-men = »Tor der Offenbarung«
a) Am freien Ende der 11. Rippe.
b) Milzschwellung, Bauchschmerzen, Völlege-
    fühl im Bauchraum.
c) Daumendruck; Vibrieren mit Daumen oder
    Fingerkuppe; Moxa.

Le 14: Qi-men = »Tor der Lebenszeit«
a) Im 7. Rippenzwischenraum, in der Mulde
    zwischen der 8. Rippe und dem unteren Brust-
    korbrand.
b) Leber-Erkrankungen im allgemeinen, Hepati-
    tis, Fettleber, Leberzirrhose; wichtiger Punkt
    beim Ikterus.
c) Daumendruck; Moxa (nicht bei Ikterus moxie-
    ren, dagegen bei zirrhotischen Prozessen in
    der Leber sehr wirksam!)

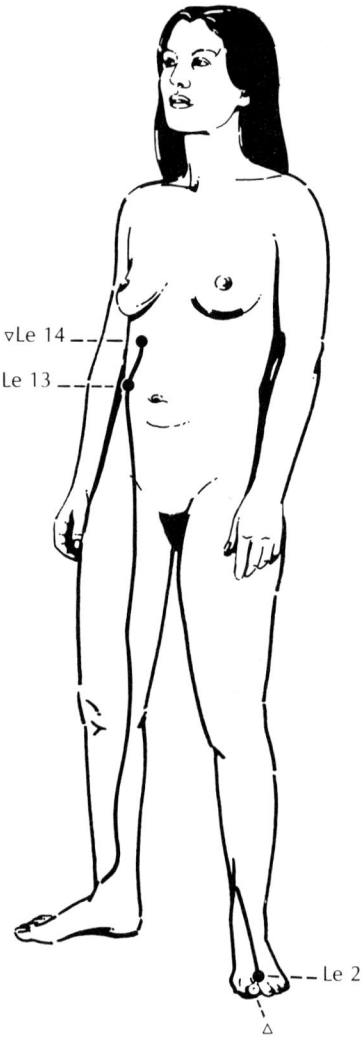

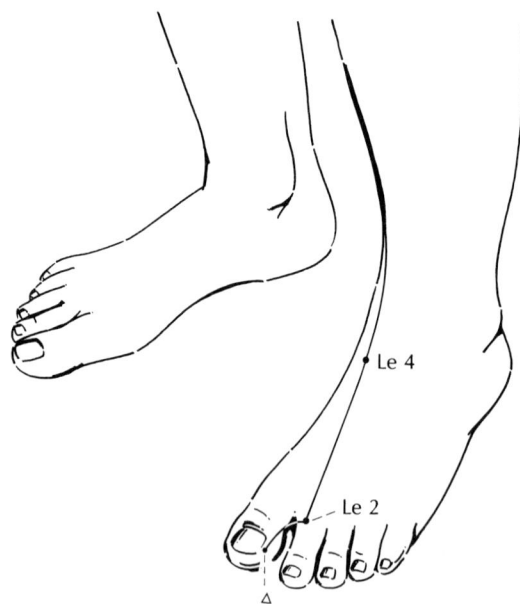

III.5.13 Der Du-Mai-Meridian
und seine An-mo-Punkte

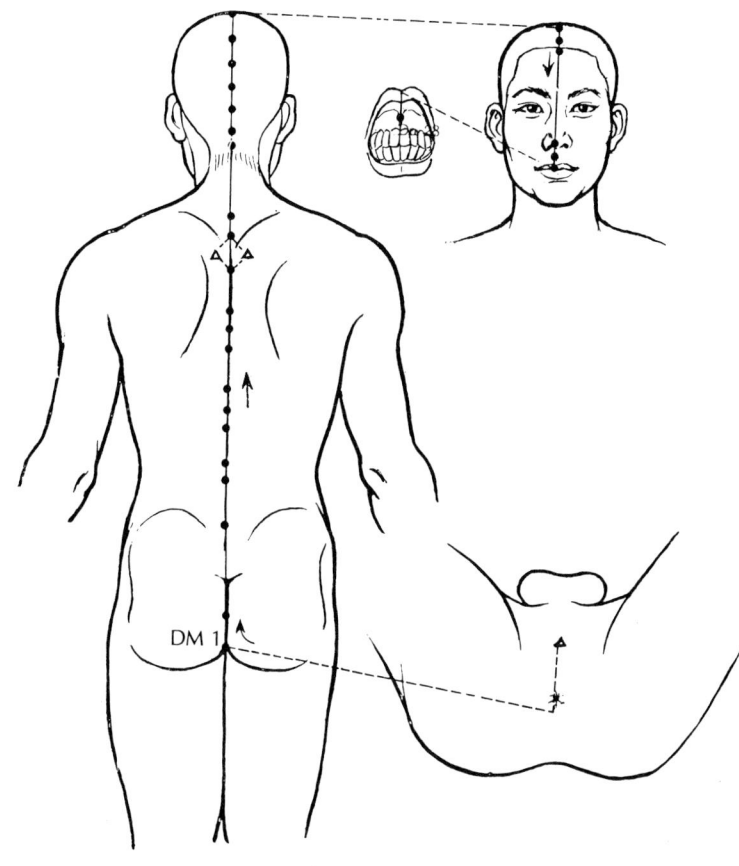

Der Du-Mai-Meridian ist die rückwärtige Mittellinie. Er beginnt seinen Lauf 1/2 cun oberhalb des Afters am Steißbein. Sodann läuft er die Mittellinie des Steißbeins, der Wirbelsäule (DM 4, DM 10, DM 14, DM 15, DM 16) zum Schädel herauf (DM 20, DM 24), dann über die Nase zur Oberlippenspalte (DM 26). Er endet mit seinem 28. Punkt etwas oberhalb der Mitte der Schneidezähne im Zahnfleisch.

Die wichtigsten An-mo-Punkte des Du-Mai-Meridian:

DM 4: Ming-men = »Schicksalstor«
a) Zwischen den Dornfortsätzen des 2. und 3. Lendenwirbels.
b) Impotenz, Nierenschmerzen; Lendenschmerzen.
c) Drehen mit Stäbchen.

DM 10: Ling-tai = »Empore der Geister«
a) Unterhalb des Dornfortsatzes des 6. Brustwirbels.
b) Asthma, Bronchitis; Rückenschmerzen; Magenschmerzen; Neurosen, Angstzustände.
c) Drehen mit Stäbchen.

DM 14: Da-zhui = »Große Säule«
a) Zwischen dem 7. Halswirbel und dem Dornfortsatz des ersten Brustwirbels.
b) Hinterkopf-Schmerzen; Steifheit des Nackens; Neurosen, Angstzustände.
c) Drehen mit Stäbchen.

DM 15: Ya-men = »Tor des Stummseins«
a) 1/2 cun unterhalb der hinteren Haarlinie; zwischen den Dornfortsätzen des 2. und 3. Halswirbels.

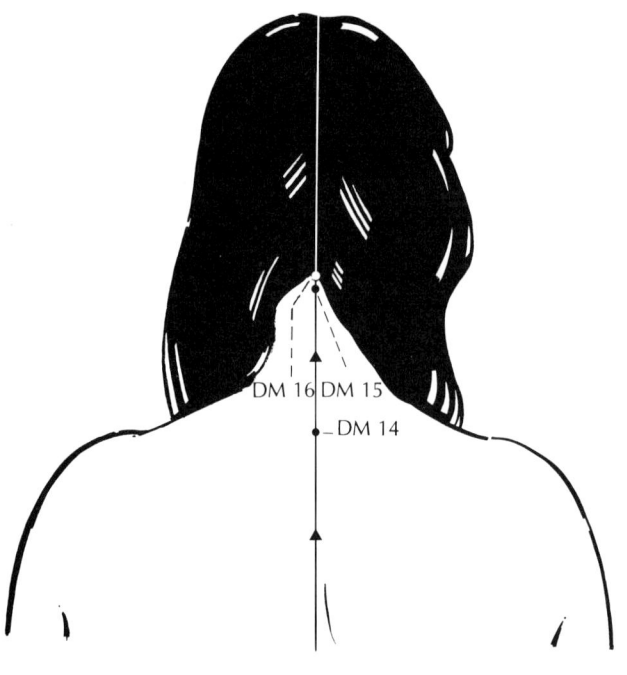
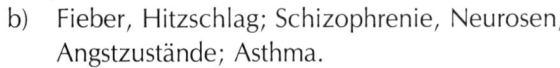
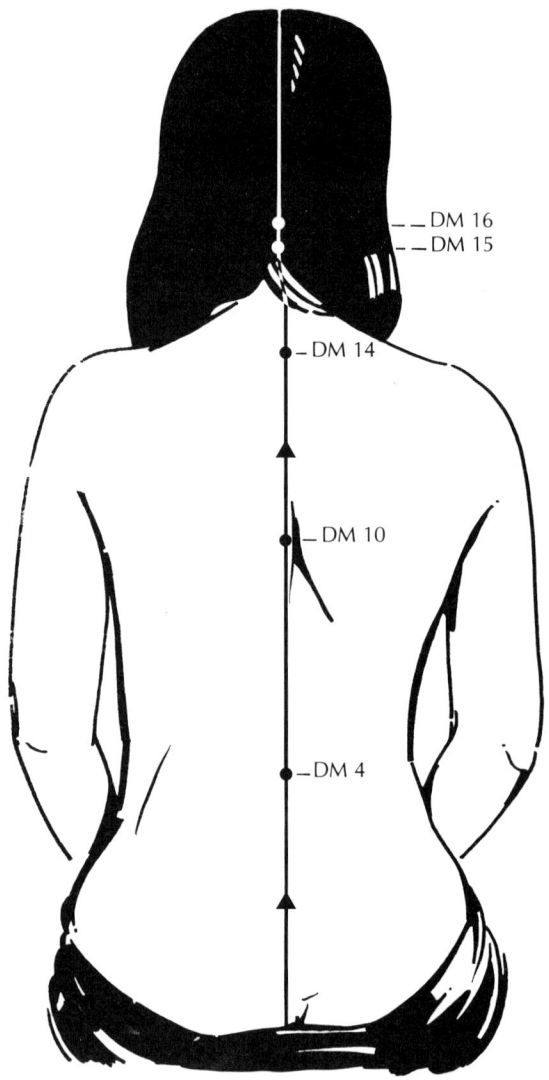

b) Fieber, Hitzschlag; Schizophrenie, Neurosen, Angstzustände; Asthma.

c) Drehen mit Stäbchen.

DM 16: Feng-fu = »Wind-Amt«

a) 1 cun über der hinteren Haarlinie (1 1/2 cun über DM 15), direkt unterhalb des Hinterhauptbeins.

b) Erkältungskrankheiten; Fieber, Hitzschlag; Schizophrenie, Neurosen, Angstzustände; Asthma.

c) Drehen mit Stäbchen.

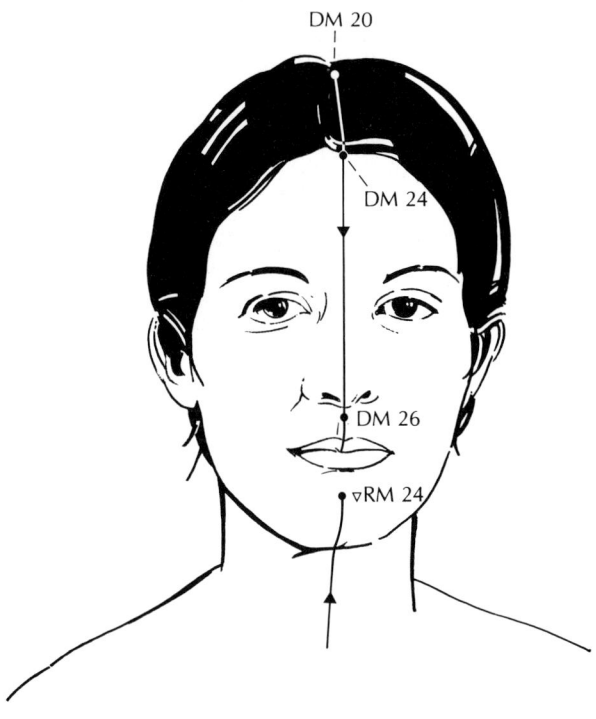

DM 20: Bai-hui = »Hundertfache Sammlung«
a) 7 cun oberhalb der hinteren Haarlinie; in der Mitte der Linie, die zwischen den beiden Ohrenspitzen gezogen werden kann.
b) Schlaflosigkeit (wichtig!), Kopfschmerzen in der Scheitel- und Frontalregion, Bauchschmerzen, Hämorrhoiden.
c) Drehen mit Stäbchen, Daumendruck.

DM 24: Shen-ting = »Hof der Götter«
a) 1/2 cun oberhalb der vorderen Haarlinie.
b) Frontalkopfschmerz (wichtig!), Augenschmerzen; Schlaflosikgeit, Schnupfen.
c) Drehen mit Stäbchen.

DM 26: Ren-zhong = »Mitte des Menschen«
a) Wenn man die Oberlippenfalte in 3 gleiche Teile teilt, liegt er 2/3 oberhalb der Oberlippengrenze.
b) Ohnmachtszustände; Epilepsie; Lendenschmerzen; Gesichtslähmung; Zahnschmerzen im Bereich der Schneidezähne.
c) Drehen mit Stäbchen.

III.5.14 Der Ren-Mai-Meridian
und seine An-mo-Punkte

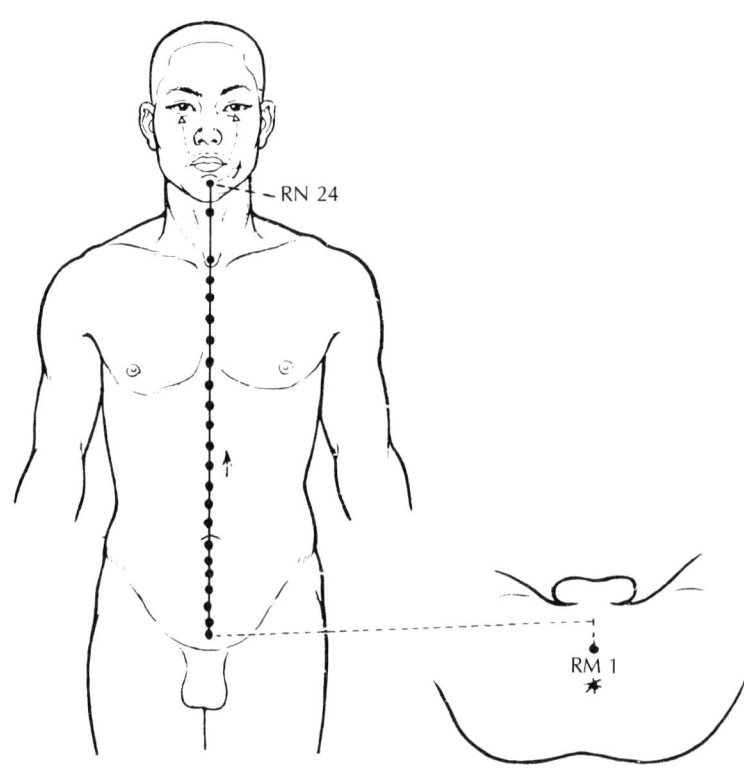

Der Ren-Mai-Meridian ist die vorderseitige Mittellinie. Er beginnt seinen Lauf zwischen After und Vagina bzw. Penis auf dem Dammbogen. Dann läuft er über das Schambein in Richtung Nabel (RM 3, RM 4, RM 5, RM 6), von dort über den oberen Bauchraum (RM 12, RM 14) zum Brustbein hin (RM 17) und den Hals hinauf zu seinem Endpunkt oberhalb des Kinns (RM 24).

Die wichtigsten An-mo-Punkte des Ren-Mai-Meridian:

RM 3: Zhong-ji = »Mittlerer Gipfel«
a) 4 cun unterhalb der Nabelmitte.
b) Impotenz, Menstruationsstörungen; Blasenentzündung, Harnverhaltung, unwillkürlicher Harnabgang; Prostataerkrankungen.
c) Drehen mit Stäbchen (gegen Hautfalte), Moxa.

RM 4: Guan-yuan = »Grenzanfang«
a) 3 cun unterhalb der Nabelmitte.
b) Impotenz, Menstruationsstörungen; Blasen-

entzündung, Harnverhaltung, unwillkürlicher Harnabgang; Prostataerkrankungen; wirksamer Punkt zur Energieanregung.
c) Drehen mit Stäbchen (gegen Hautfalte), Moxa.

RM 5: Shi-men = »Steintor«
a) 2 cun unterhalb der Nabelmitte.
b) Impotenz, Menstruationsstörungen; Blasenentzündung; Harnverhaltung, unwillkürlicher Harnabgang; Prostataerkrankungen; wirksamer Punkt zur Energieanregung.
c) Drehen mit Stäbchen (gegen Hautfalte), Moxa.

RM 6: Qi-hai = »Meer der Energie«
a) 1 1/2 cun unterhalb der Nabelmitte.
b) Unwohlgefühl im Bauch, Bauchschmerzen; flacher Atem; Erkrankungen des Uterustraktes, Uterusblutungen, Menstruationsstörungen; Nervosität.
c) Drehen mit Stäbchen (gegen Hautfalte), Moxa.

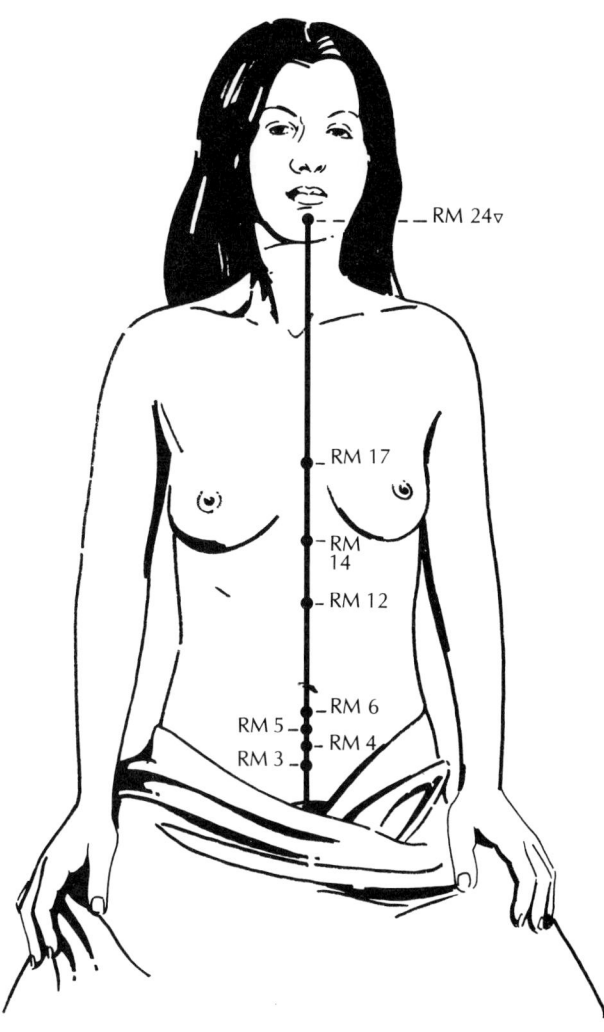

RM 12: Zhon-wan = »Mittel-Ader«
a) In der Mitte zwischen Nabel- und Brustbeinspitze.
b) Magenerkrankungen aller Art; Magengeschwüre, Gastritis, Erbrechen; Bauchschmerzen.
c) Drehen mit Stäbchen (gegen Hautfalte),
Moxa.

RM 14: Ju-jue = »Große Schwächung«
a) An der Brustbeinspitze.
b) Herzbeschwerden; Ohnmachtszustände, epi-
leptischer Anfall; Angstzustände; Erbrechen.
c) Daumendruck oder Drehen mit Stäbchen;
Moxa.

RM 17: Shan-zhong = »Brustmitte«
a) Auf der Mittellinie zwischen den beiden Brust-
warzen (beim Mann leicht auffindbar) oder 3
cun oberhalb des Brustbeinendes (zur Auffin-
dung des Punktes bei Frauen).
b) Kreislaufbeschwerden; Bronchitis, Asthma,
Völlegefühl in der Brust; Schluckauf.
c) Daumendruck, Drehen mit Stäbchen.

RM 24: Cheng-jiang = »Flüssigkeitsaufnahme«
a) In der Vertiefung zwischen Unterlippe und
Kinnwölbung.
b) Unterkieferzahnschmerz, geschwollene Lippen; Gesichtslähmung.
c) Drehen mit Stäbchen.

III.6 Die Extrapunkte

Zu den 361 Meridianpunkten, die in der klassischen medizinischen Literatur Chinas aufgeführt werden, haben sich im Laufe der Jahrhunderte eine Unzahl neuer Punkte gesellt, so daß die Gesamtzahl der Punkte auf etwa 1800 angestiegen ist. Wir wollen uns im folgenden auf die Beschreibung von vierzehn Extrapunkten (E) beschränken, die für die An-mo eine gewisse Wichtigkeit haben. Dies sind vier Punkte im Bereich des Gesichtes (E 1 bis E 4), acht Punkte an der Innen- und Außenhand (E 5 bis E 12) und zwei Punktkomplexe am Rücken (E 13 und E 14).

Die An-mo-Extrapunkte am Gesicht

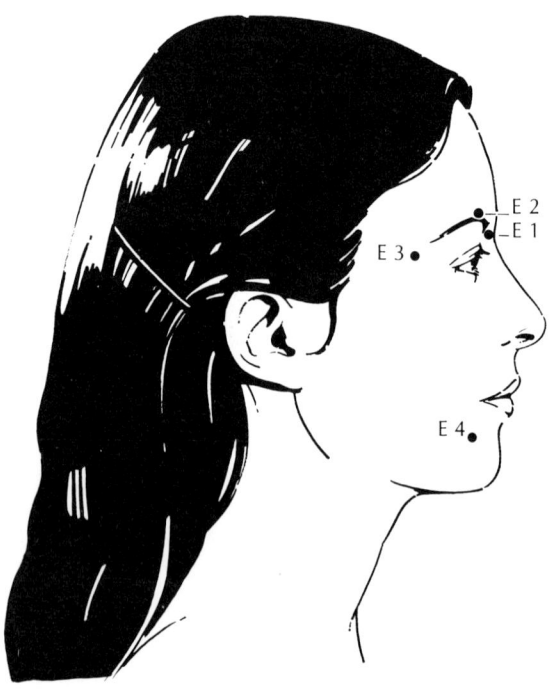

E 1: Yin-tang = »Halle des Yin«
a) In der Mitte zwischen dem inneren Ende der beiden Augenbrauen.
b) Kopfschmerzen, Schwindelgefühl; Schnupfen, Heuschnupfen; Augenschmerzen.
c) Drehen mit Stäbchen.

E 2: Yü-yao = »Fischlende«
a) In der Mitte der Augenbrauen, direkt oberhalb der Pupille.
b) Augenschmerzen, Augenkrankheiten; Frontalkopfschmerzen, Lähmung der Stirnmuskulatur.
c) Daumendruck, Drehen mit Stäbchen.

E 3: Tai-yan = »Äußerstes Yang«
a) 1 cun neben dem äußeren Augenwinkel, auf der Höhe des oberen Randes des Augenlids (bei geöffnetem Auge).
b) Migräne, Augenkrankheiten, Augenschmerzen.
c) Daumendruck, Drehen mit Stäbchen.

E 4: Jia-cheng-jiang = »Drehen mit Stäbchen«
a) 1 cun seitlich von Cheng-jiang (RM 24).
b) Zahnschmerzen im Unterkieferbereich; Lähmung der Lippenmuskulatur.
c) Drehen mit Stäbchen.

Die An-mo-Extrapunkte an Innen- und Außenhand

E 5: Ban-men = »Brettertor«
a) Auf der dem Daumen zugewandten Seite des Daumenballens, in Nähe des Daumenansatzgelenks.
b) Übersäuerung des Magens, Magenweh, Erbrechen; Nasenbluten; Hustenanfälle; löst Stockschnupfen.
c) Drehen mit Stäbchen.

E 6: Yin-chi = »Teich des Yin«
a) In der Mitte des Daumenballens.
b) Blutspucken; Kehlkopfschmerzen, rauhe Kehle; keuchender Atem.
c) Drehen mit Stäbchen.

E 7: Nei-yang-chi = »Innerer Teich des Yang«
a) Auf der Lebenslinie, auf der Höhe und 1 cun neben E 6.

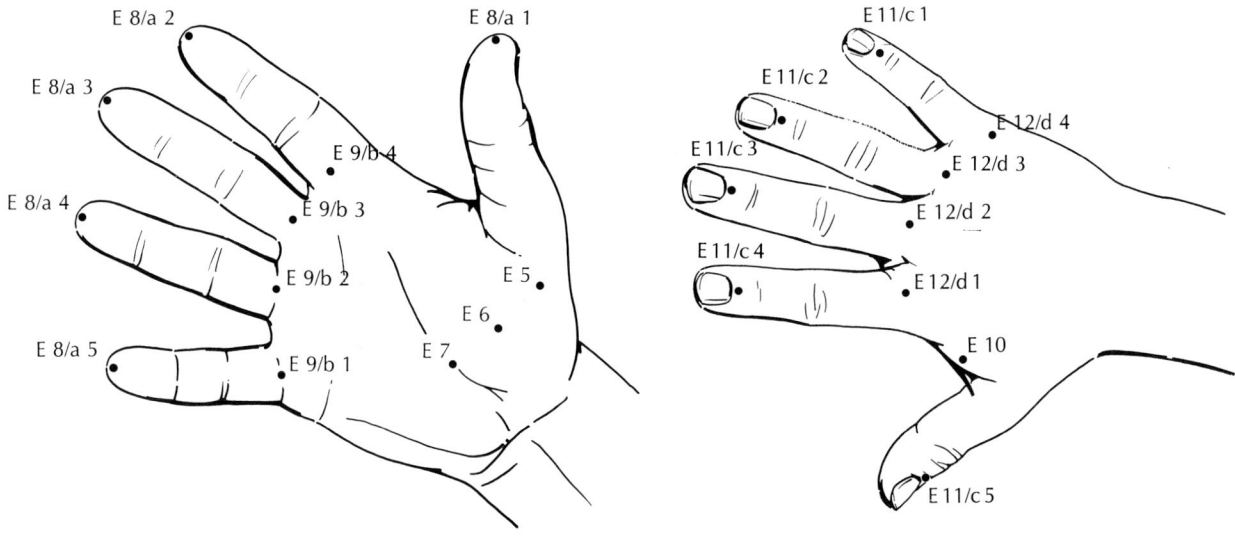

b) Rauhe Kehle, Pharyngitis; Schmerzen beim Atmen, schwerer Atem.

c) Drehen mit Stäbchen.

E 8: Shi-xuan = »Zehn Öffnungen«
(5 Punkte an jeder Hand, $a_1 - a_5$)

a) An den Fingerbeeren, 2 mm vom Nagelrand entfernt.

b) Erste-Hilfe-Punkte für Schlaganfall, Epilepsie, Kreislauf- und Herzkollaps, Hitzschlag; hohes Fieber; Schlaflosigkeit, Nervosität (wichtiges Symptom: zitternde Hände).

c) Drehen mit Stäbchen.

E 9: Zhi-gen = »Fingerwurzel«
(vier Punkte an jeder Hand, $b_1 - b_4$)

a) Am Handtellerrand, in der Mitte des Fingeransatzgelenks.

b) Schmerzen in den Fingern, Fingergelenkarthritis.

c) Drehen mit Stäbchen.

E 10: Hu-kou = »Tigermaul«

a) In der Mitte zwischen dem Daumenansatz und dem Zeigefingeransatz an der Außenhand.

b) Nervöses Herzzittern, Herzschmerzen; nervöse Kopfschmerzen; Zahnschmerzen.

c) Drehen mit Stäbchen, Daumendruck.

E 11: Shi-wang = »Zehn Kaiser«
(fünf Punkte an jeder Hand, $c_1 - c_5$)

a) 3 cun unterhalb der Mitte des Nagelfalzrandes der Finger.

b) Lähmung und Taubheit der Finger; geistige Verwirrung, Kopfschmerzen.

c) Drehen mit Stäbchen.

E 12: Quan-jian = »Faustspitzen«
(vier Punkte an jeder Hand, $d_1 - d_4$)

a) An der Außenhand, auf den Fingeransatzgelenken.

b) Fingergelenkarthritis, Schmerzen in den Fingern, Lähmung und Taubheit der Finger; Bindehautentzündung, Augenschmerzen, getrübte Linse.

c) Drehen mit Stäbchen.

Hierbei werden zwei Punktkomplexe aufgeführt, jeweils bestehend aus acht Punkten. E 13 liegt in der Nackengegend, E 14 in der Lendengegend.

E 13: Ba-yao = »Acht Himmelslichter«

a) Die Punkte 1 bis 8 liegen alle 1 1/2 cun vom Punkt DM 14 entfernt. Sie sind in Form eines regelmäßigen Achtecks angeordnet.
b) Nackenschmerzen, Nackensteifheit; Magenerkrankungen im allgemeinen, Erbrechen.
c) Daumendruck, Drehen mit Stäbchen (Reihenfolge beachten: von Punkt 1 bis 8, abschließend mit DM 14).

E 14: Yao-bu Ba-xue = »Acht Punkte der Lendengegend«

a) Die Punkte 1 bis 4 liegen auf der Höhe des Dornfortsatzes des vierten Lendenwirbels. Die Punkte 1 und 4 liegen 3 cun, Punkte 2 und 3 jeweils 1 cun davon entfernt. Die Punkte 5 und 6 liegen 1 cun unterhalb der Linie 1 bis 4. Sie sind 2 cun von der Mitte der Wirbelsäule entfernt. Die Punkte 7 und 8 liegen 2 cun unter der Linie 1 bis 4 und 1 cun von der Mitte der Wirbelsäule entfernt.
b) Lendenschmerzen, Potenzstörungen; Menstruationsstörungen
c) Daumendruck (Reihenfolge beachten: von Punkt 1 bis 8, abschließend mit DM 14).

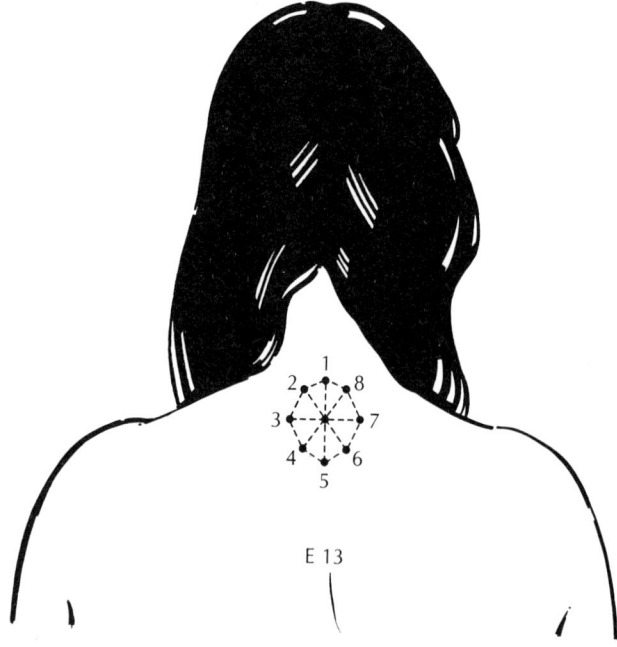

E 13

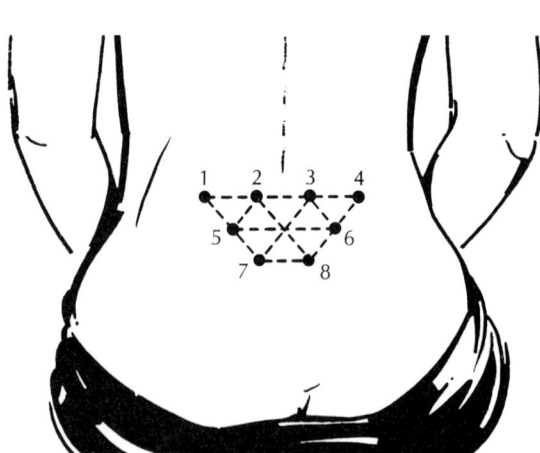

Von den etwa zweihundertzwanzig Punkten, die auf der Vorder- und Rückseite der Ohrmuschel liegen und in der Aurikelotherapie (Ohrakupunktur, chin. Er-zehn) angewandt werden, haben wir die zweiunddreißig wichtigsten ausgewählt, die auch mit den Methoden der An-mo erfolgreich angewandt werden können. Sie liegen alle auf der Vorderseite der Ohrmuschel. Auf eine Lagebeschreibung glauben wir verzichten zu können, da die Zeichnung des Ohres ausreichende Hinweise auf die Lage der Punkte und Regionen liefert.

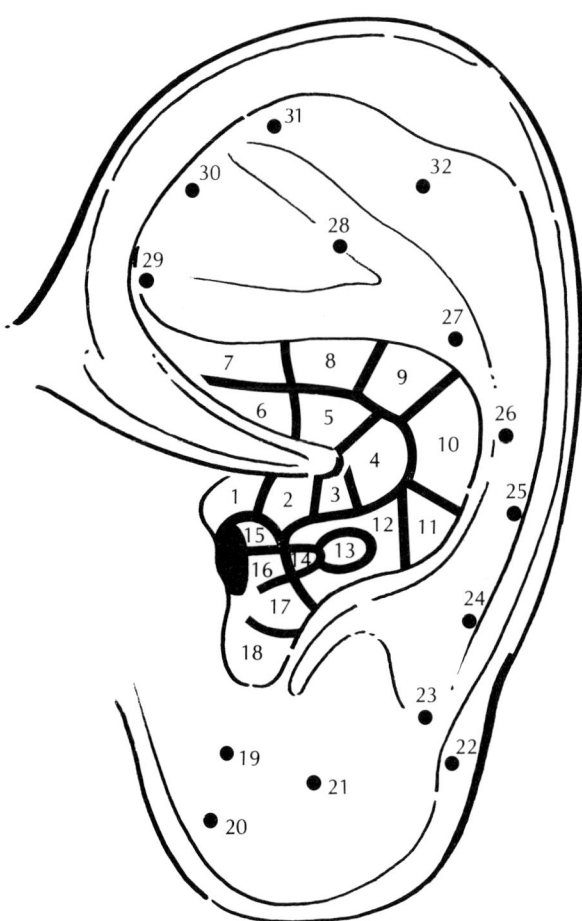

Die An-mo-Punkte des Ohres im einzelnen (im folgenden Ohr 1–32 genannt):

1 =   Mund
      Mundfäule; Gesichtsmuskelentzündung.

2 =   Speiseröhre
      Schmerzen in der Speiseröhre, nervöses Erbrechen, Schluckauf.

3 =   Magen/Mund
      Schmerzen in der Speiseröhre, nervöses Erbrechen, Schluckauf, oft kombiniert angewandt.

4 =   Magen
      Magenerkrankungen im allgemeinen, Gastritis, Magengeschwür.

5 =   Dünndarm/Duoden.
      Magen-Darm-Geschwüre, Magen- und Darmentzündungen; mangelnde Sekretion.

6 =   »Dickdarm«
      Verstopfung, Durchfall, Blähungen, Blinddarmentzündung.

7 =   »Blase«
      Entzündung von Blase und Harnwegen; Prostataerkrankungen.

8 =   »Niere«
      Erkrankungen von Nieren und Nebennieren; Rheuma, Arthritis; Ohrenentzündungen.

9 =   »Pankreas«
      Entzündungen der Pankreas, Pankreatitis; mangelnde Pankreassektretion, Verdauungsstörungen.

10 = »Leber/Galle«
      Leber- und Gallenerkrankungen im allgemeinen; Hepatitis, Ikterus; Gallensteine, mangelnde Gallensekretion; Hauterkrankungen; Augenerkrankungen.

11 = »Milz«
      Schwellung der Milz, Seitenstechen; Verdauungsstörungen.

12 = »Lunge«
      Erkrankungen der Lunge und der Atemwege im allgemeinen; Bronchitis, Husten; Asthma, Atemnot.

13 = »Herz«
Herzerkrankungen im allgemeinen; nervöses Herzzittern, Stiche in der Herzgegend.

14 = »Bronchien«
Erkrankungen der Atemwege im allgemeinen, Bronchitis, Asthma; oft gemeinsam mit Nr. 12 = Lunge angewandt.

15 = »Kehlkopf«
Erkrankungen der Stimmbänder und des Kehlkopfs; Stimmverlust.

16 = »Luftröhre«
Entzündungen der Luftröhre; sonst wie Nr. 14.

17 = »Drei-Erwärmer«
Energiemangel, Müdigkeit.

18 = »Endokrine Drüsen«
Hormonstörungen, Menstruationsstörungen; Entzündungshemmung.

19 = »Zahnschmerz« I (Oberkiefer)
Zahnschmerzen im Oberkieferbereich, Zahnextraktionen in derselben Region (nur mit Akupunktur ist Anästesie möglich!)

20 = »Zahnschmerz« II (Unterkiefer)
Zahnschmerzen im Unterkieferbereich, sonst wie Nr. 19.

21 = »Auge«
Augenerkrankungen, Bindehautentzündung, Sehfehler.

22 = »Ohr«
Ohrenerkrankungen im allgemeinen, Ohrensausen, Gehörfehler.

23 = »Gaumen«
Zahnschmerzen, Zahnfleischentzündungen; Trübung des Geschmackssinns.

24 = »Nacken«
Nackenschmerzen, Nackensteifheit.

25 = »Schulter«
Schulterschmerzen, Schultergelenkrheuma und -arthritis.

26 = »Brust«
Schmerzen im Brustbereich, Brustwirbelschädigungen.

27 = »Lenden«
Lendenschmerzen, Lendenwirbelschädigungen.

28 = »Shen-men« (Tor der Götter)
Allgemein entzündungshemmender und schmerzbetäubender Punkt (wichtig!); Grippe, Erkältungen, Kopfschmerzen, Augenschmerzen; Neuralgien; Schlafstörungen.

29 = »Vegetativum«
Wichtigster Punkt bei neurovegetativen Erkrankungen des Magen- und Darmtrakts; Blutdruckanomalien, Herzrhythmusstörungen; Menstruationsstörungen.

30 = »Uterus«
Wichtigster Punkt bei allen gynäkologischen Symptomatiken; Menstruationsstörungen, Schwangerschaftsanomalien.

31 = »Fuß«
Schmerzen im Bereich des Fußes.

32 = »Hand«
Schmerzen im Bereich der Hände; kalte Hände.

IV Diagnose

Um die Diagnosemethoden der traditionellen chinesischen Medizin aus dem Gesamtzusammenhang zu verstehen, in dem sie Anwendung finden, müssen wir uns noch einmal vor Augen halten, daß die chinesischen Therapiemethoden auf eine Harmonisierung im Haushalt der Energieen abzielen, die den menschlichen Organismus als Ganzes betrifft. Mit Akupunktur (Zhen), Moxa (jiu) oder An-Mo, der chinesischen Mikromassage, wirkt man auf die Energieverhältnisse ein, wie sie zwischen den energetischen Organkraftfeldern und ihren Energieleitbahnen, den Meridianen, bestehen. Deshalb ist die Untersuchung des Patienten so aufgebaut, daß der Behandelnde ein synthetisches Bild von den verschiedenen Krankheitsumständen und den möglichen Verursachungsfaktoren gewinnt, von dem her er eine Prognose treffen und die Richtlinien für die Behandlung festlegen kann.

Die chinesische Diagnose läßt sich in zwei Bereiche aufgliedern, die gleichsam zwei verschiedene Stufen des auf das Wesen der Krankheit bezogenen Erkenntnisprozesses darstellen: *vier Untersuchungsmethoden* (Si-shen) und die *acht Leitlinien* (Ba-gang). Auf der ersten Stufe werden die verschiedenen Symptomatiken aufgenommen, auf der zweiten Stufe werden die so gewonnenen Untersuchungsergebnisse gedeutet, geordnet und kategorisiert.

Die *vier Untersuchungsmethoden* sind: Betrachten (Beschauen), Anhören, Befragen, Betasten. Es ist dies die *empirische* Stufe der Untersuchung der Krankheit: das Krankheitsbild wird in seinen einzelnen symptomatischen Äußerungen erfaßt, kann aber noch nicht ganzheitlich gesehen und gedeutet werden.

Die *acht Leitlinien* sind: Außen – Innen, Kälte – Hitze, Leere – Fülle, Yin – Yang. Hierin ist die *analytische* Stufe der Untersuchung der Krankheit zu sehen. Die einzelnen symptomatischen Äußerungen werden zu einem geordneten, ganzheitlichen und doch differenzierten Bild zusammengefügt.

IV.1 Untersuchung durch Betrachten

Das Betrachten ist eine Untersuchungsmethode zur Beurteilung der sichtbaren Veränderungen an einzelnen oder mehreren Bereichen des Körpers des Kranken. Das Körperäußere und das Körperinnere eines jeden Menschen sind auf geheimnisvolle Weise miteinander verbunden. Ein chinesischer Lehrsatz sagt: »Was sich innerlich abspielt, muß sich auch äußerlich gestalten.« Der Sinn dieses Wortes ist, daß sich alle pathologischen Veränderungen im Inneren des Körpers an der Körperoberfläche in Form von unnormalen Veränderungen, Verfärbungen oder ähnlichem oder durch in der Gesamterscheinung auftretende bestimmte Abweichungen vom normalen Bild wiederspiegeln müssen. Deshalb liegt der traditionellen chinesischen Diagnostik eine ganzheitliche Vorstellung der Wechselbeziehung zwischen Körperäußerem und inneren Organen zugrunde.

IV.1.1 Betrachtung von Gestalt und Körper

Das Krankenbild wird danach beurteilt, ob Kälte-, Hitze-, Leere- oder Fülle-Symptomatiken erkennbar sind.

Wenn Fleisch und Muskeln stark sind, die Haut fein und normal gefärbt, wenn Sehnen und Knochen kräftig und voll sind und die Energie lebendig erscheint, dann läßt die physische Kraft nur wenige und zumeist leicht heilbare Krankheiten zu.

Wenn dagegen die Gesichtsfarbe eines Patienten grau und fahl ist, wenn Sehnen und Knochen schwach entwickelt sind, wenn die Muskeln schlaff sind und die geistige Beweglichkeit beeinträchtigt ist, dann treten häufig schwer heilbare Krankheiten auf den Plan.

IV.1.2 Betrachtung der Gesichtsfarbe

Die krankhaften Veränderungen der Gesichtsfarbe werden folgenden Symptomkomplexen zugeordnet:

rote Färbung: Hitzesymptomatik;
grüne Färbung: Windsymptomatik;
weiße Färbung: Leere-, Kältesymptomatik;
gelbe Färbung: Feuchtesymptomatik von Magen und Milz;
graue Färbung: Leeresymptomatik des Nierenbereichs.

IV.1.3 Betrachtung von Auge, Nase, Ohren, Lippen, Mund, Schlund, Kehle, Zähnen und Zunge

IV.1.3.1 Augen

Die Augen sind die der Leber zugeordneten Sinnesorgane. Das energetische Bild der fünf Vollorgane (orbes horreales) steigt in die Augen auf. Durch die sorgfältige Augenbeschauung kann das energetische Bild der fünf Vollorgane und ihrer Meridiane erkannt werden.

Rotes Augenweiß: Yang-, Hitzesymptomatik;
gelbes Augenweiß: Feuchtigkeitsstauungen;
grünes Augenweiß: Füllesymptomatik der Leber;
tränendes, gerötetes Auge: Masern (Anfangsstadium);

geschwollener Augapfel: Feuchte-, Füllesymptomatik;
eingefallene Augen, dünne Hornhaut: Energiemangel;
gerötetes, juckendes Auge: Wind-, Hitzesymptomatik auf dem Leber-Meridian;
Tropfen auf der Iris beim Schlafen: Leeresymptomatik der Milz.

IV.1.3.2 Nase

Der Nasenrücken ist der Milz, die Nasenflügel sind dem Magen zugeordnet.

gelber Nasenrücken: übermäßiger Schweiß; weißgepunkteter Nasenrücken, verhärteter Nasenknorpel,
gelbe Gesichtsfarbe: chronische Darmbeschwerden; Nase und Lippen blaugrün: Erbrechen der Milch; trockene Nasenlöcher und trüber Nasenausfluß: Hitzesymptomatik;
grünlicher Nasenausfluß: Kältesymptomatik; aufgeblähte Nasenflügel: durch Hitze, Wind oder Feuer verdorbene Lungenenergie;
trockene, weiche Nasenschleimhaut: gefährliches Übergewicht von Yin mit Tendenz zur Kälteentwicklung.

IV.1.3.3 Ohren

Die Ohren sind als Ganzes den Nieren zugeordnet. Die einzelnen Teile und Bereiche der Ohren sind den fünf Vollorganen zugeordnet.

Der Ohrenvorsprung (Fargus) ist den Nieren, die Ohrmuschel der Milz, der obere Abschnitt der Ohrmuschel dem Herzen, Haut und Fleisch des Ohres sind der Lunge und die Rückseite der Ohrmuschel ist der Leber zugeordnet.

Ohrmuschel prall, gelblich: Schwächezustand von Milz und Magen;
Ohrmuschel blau-weiß: Lungenkrankheit, chronische Bronchitis;
Ohrvorsprung grün-schwarz, schlaff: Nierenschwäche; wenn Gesichtsfarbe grau, schwer heilbar;
Hinterohr grünlich, rissig: Leberkrankheit;
Ohren rot, feucht: Nierenkrankheit;
Ohren periodisch rot, heiß: Wind-, Kältesymptomatik;

Ohren rot, Gesicht violett: Wind-, Hitzesymptomatik;

Ohrenschmerz, Ohrenschwellung, Taubheit: Erkrankungen auf dem Gallenblasen-Meridian.

Wenn in der heißen Jahreszeit die Einschnitte im Ohr rot, schwarz oder weiß und violett werden, sind die diesen Verfärbungen entsprechenden Krankheiten schwer heilbar.

IV.1.3.4 Lippen und Mund

Der Mund gilt als Öffnungsorgan der Milz (=Verdauungsbereich), die Lippen als ihr hervorstechender Teil. Veränderungen an den Lippen deuten auf Krankheiten von Milz und Magen.

Mundsperre, verzogener Mundwinkel:	Erkrankung von Milz oder Magen;
rote Lippen, Erbrechen:	Hitzesymptomatik des Magens;
weiße Lippen, Erbrechen:	Leeresymptomatik des Magens;
normale Lippenfärbung, Erbrechen:	Schädigung des Magens durch Fehlernährung bzw. verdorbene Nahrung;
Lippen erhitzt, trocken:	Hitzesymptomatik der Milz;
Lippen und Mund rot, geschwollen:	Hitzesymptomatik;
Lippen und Mund blaugrau:	Kältesymptomatik;
Lippen farblos, Mund verklebt:	Mangel an »Xue«;
Lippen farblos, weiß:	Mangel an »Xue«:
Lippen rot oder violett:	Übermaß an »Xue«.

IV.1.3.5 Schlund und Kehle

Der Schlund ist dem Magen zugeordnet, die Kehle der Lunge. Durch den Schlund wird die Nahrung aufgenommen, durch die Kehle die Atemluft. Erkrankungen des Schlundes deuten auf Störungen im Verdauungsapparat, Erkrankungen des Kehlkopfes und der Kehle auf Lungenkrankheiten bzw. Störungen der Atemfunktion, des Atemrhythmus etc.

IV.1.3.6 Zähne

Die traditionelle chinesische Medizin nennt die Zähne ein Überschußprodukt der Knochen, die ihrerseits von der Niere aufgebaut werden. Der Zahnschmelz der oberen Zähne zählt zum Bereich des Magens, der der unteren zum Bereich des Dickdarms.

Spröde Zähne: Erkrankung der Yin-Säfte (Blut, Lymphe);

Zähne glänzend, trocken: Hitzesymptomatik des Magens;

Zähneknirschen: nervöse Störungen heißen oder warmen Charakters;

Zähne grau (wie Totengebein): Nierensymptomatik;

Zähne gelbgrün: Lebersymptomatik;

Zahnansatz blutig, schmerzend: Hitzesymptomatik des Magens;

Zahnansatz blutig, schmerzlos: Nierenentzündung.

IV.1.3.7 Zunge

Die Zuordnung der Zungenbereiche zu den fünf Vollorganen sind wie folgt:

Zungenwurzel (1): Niere;

Zungenmitte (2): Milz, Magen;

linker Zungenrand (3): Leber;

rechter Zungenrand (4): Lunge;

Zungenspitze (5): Herz.

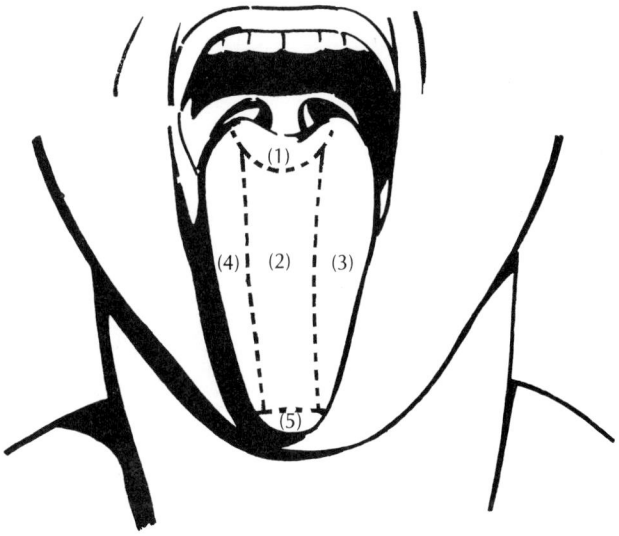

Außerdem werden einzelne Partien der Zunge dem »Dreifachen Erwärmer« bzw. seinen einzelnen Teilbereichen wie folgt zugeordnet: die Zungenspitze (5) beherrscht den oberen Erwärmer, Zungenmitte (2) beherrscht den mittleren Erwärmer, Zungenwurzel (1) beherrscht den unteren Erwärmer.

Bei der Zungenbeschauung ist die Untersuchung der Zungenkonsistenz und des Zungenbelags wichtig. Von der Konsistenz der Zunge her kann man Fülle- und Leerzustände der fünf Vollorgane ablesen, vom Zungenbelag die Tiefe oder Oberflächlichkeit, den schweren oder leichten Charakter der Krankheit.

Die Besonderheiten von Zungenfarbe und -konsistenz und des Zungenbelags müssen einheitlich und zusammenhängend beurteilt werden, obwohl sie im folgenden bezüglich ihrer Erscheinungsbilder getrennt aufgeführt werden.

Zungenfarbe/-konsistenz ist
hellrot: Fülle-, Hitzesymptomatik;
blaßrot: Leere-, Hitzesymptomatik;
tiefrot: durch Hitze geschädigtes »Xue«;
dunkelrot: Hitzestauungen;
blaßweiß: Leere-, Kältesymptomatik;
rot-violett oder rot und rissig: Zungengeschwür.

Zungenbelag ist
weiß, feucht: anormale Hitzeerscheinungen;
weiß, glitschig, klebrig, fettig: Ansammlungen von Feuchte und Schleim in den Innenbereichen des Körpers;
weißer, mittlerer Streifen, sonst gelb: anormal konstellierte Energien, die sich nach innen verlagern;
weiß, dick, trocken: Fülle-, Hitzesymptomatiken;
gelb, fettig: oftmals Feuchte-, Hitzesymptomatik;
gelb, dick, trocken: Hitzeerescheinungen im Magen und Darm;
mattgelb, ohne Flüssigkeitsabsonderung: ernste Hitzesymptomatik;
aschgrau: latente Feuchte-, Hitzesymptomatik in den Außenbereichen des Körpers;
grauschwarz: Leere-, Fülle-, Kälte-, Hitzesymptomatik als Ursachen möglich;
grauschwarz und feucht: Kältesymptomatik;
grauschwarz, auffällig leises Sprechen: Hitzesymptomatik;
weißpunktiert oder mit anormalen Linien: Wurmbefall.

Es bleibt noch darauf hinzuweisen, daß sich von der Zungenfarbe und -konsistenz darauf schließen läßt, in welchem der Vollorgane die Krankheit lokalisiert ist. Von der Farbe, Dichte etc. des Belags lassen sich Rückschlüsse auf den jeweiligen Charakter der Krankheit ziehen.

IV.2 Untersuchung durch Anhören

Die Untersuchung durch Anhören umfaßt die Aufmerksamkeit gegenüber Atemgeräuschen, Husten, Darmgeräuschen sowie dem Mundgeruch und dem Geruch von Stuhl und Urin.

IV.2.1 Atemgeräusche

Kurzatmig, schwacher, tiefer Atemton: innere Schädigung durch anormal konstellierte Energie;
zu ruhiger oder zitternder Atemton: Kältesymptomatik;

Atemton stark, trocken: Hitzesymptomatik;
Atemton hoch: Füllesymptomatik;
Atemton tief: Leeresymptomatik;
Atemton rauh: Lungenverschleimung;
Atemton verstopft: Feuchtesymptomatik.

IV.2.2 Atemzüge

Atemzüge rauh, oberflächlich: Füllesymptomatik;
Atemzüge unregelmäßig, schwach: Leeresymtomatik;

starkes Einatmen, schwaches Ausatmen: Behinderung der Atmung durch Verschleimung der Atemwege;

unbehindertes Atmen, Schleimgeräusche in der Kehle: Asthma;

Atemzüge schwer, unterbrochen: Leeresymptomatik der Niere.

IV.2.3   Husten

Schwerer Ton, leichter Schleimauswurf, Nase verstopft: Wind-, Kältesymptomatik der Lunge (Erkältung);

Hustengeräusche unbehindert, gelber Auswurf, der sich schwer löst: Hitzesymptomatik der Lunge (grippaler Infekt);

chronischer Husten, Ton rauh, heiser: Leeresymptomatik der Lunge;

Husten mit unterbrochenen Atemgeräuschen, Gesicht rot, Erbrechen: 100-Tage-Husten (chronische Bronchitis mit Erbrechen).

IV.2.4   Mundgeruch

Mundgeruch sauer, faulig: innere Schädigung durch Fehlernährung oder verdorbene Nahrung;

Mundgeruch stinkend, übel: Hitzeschädigung innerer Organe.

IV.2.5   Geruch von Stuhl und Urin

Stuhl sauer, stinkend: Fehlernährung oder Hitze im Darmtrakt;

Stuhl stinkend, kühl: Kältesymptomatik des Darmtrakts;

Urin stinkend, schmutzig, rötlich gefärbt: Hitzesymptomatik der Blase;

Urin weiß, geruchlos: Leere-, Kältesymptomatik.

IV.3   Untersuchung durch Befragen

Eine weitere wichtige Untersuchungsmethode ist das Befragen. Dabei sind Auskünfte über die Krankheitsgeschichte sowie über die Genese und den Charakter der aktuellen Krankheit des Patienten einzuholen. Auch sollte sich der Behandelnde einen Überblick über die familiären, sozialen und wirtschaftlichen Verhältnisse verschaffen, in denen der Patient lebt.

Die Befragung soll nach folgenden Gesichtspunkten durchgeführt werden:

IV.3.1   Kälte – Hitze

Der Diagnostizierende fragt, ob und zu welcher Tageszeit der Patient Fieber hat, ob die Gliedmaßen dabei kalt oder heiß sind, nach der Temperatur von Lippen, Mund, Wangen etc. Aus der Gesamtheit der Antworten sind Rückschlüsse auf die Entstehung, den Charakter, den Ort und die voraussichtliche Entwicklungstendenz der Krankheit zu ziehen.

IV.3.2   Schweißentwicklung

Es ist weiterhin zu fragen, ob und zu welchen Tageszeiten Schweißentwicklung festgestellt wurde, wie Geruch, Beschaffenheit und Menge des Schweißes sind.

Dabei deutet fehlende Schweißentwicklung auf Füllesymptomatik, starke Schweißentwicklung dagegen auf Leeresymptomatiken. Starke Schweißentwicklung ohne Temperaturrückgang deutet auf Schädigungen des Körperinneren durch anormal konstellierte Energien. Bei Feuchte-, Hitzesymptomatiken ist der Schweiß gelblich gefärbt. Bei mangelhafter Durchdringung des Organismus durch Yang-Kräfte tritt an der Stirne Schweiß aus. Öliger Schweiß mit kühlen Gliedmaßen gilt als gefährliches Yang-Symtom.

IV.3.3   Stuhl und Urin

Man holt Auskünfte über die Beschaffenheit von Stuhl und Urin ein und wertet die Ergebnisse der Befragung wie folgt:

Stuhl ist

trocken, fest: Hitze-, Füllesymptomatik;

dünn, permanent Durchfall: Kälte-, Leeresymptomatik;

klar, dünn, übelriechend: Kältesymptomatik;

dickflüssig, klebrig, sauer: Hitzesymptomatik;

braunrot: Feuchte-, Hitzesymptomatik.

Urin ist

gelbrot: Hitzesymptomatik;

klar, weiß: Kältesymptomatik;

gelbrot, schmutzig, geringe Menge: Feuchte-, Hitzesymptomatik;

klarweiß, häufig und viel: Mangel an Qi.

IV.3.4 Nahrungsaufnahme

Hier sind Auskünfte über die Art und Weise einzuholen, in der der Patient Nahrung aufnimmt. Es ist zu erfragen, welche Art von Nahrung bevorzugt wird, welche abgelehnt oder schlecht vertragen wird. Im allgemeinen deutet ein Verlangen nach sauren Speisen auf eine Störung im Bereich von Leber/Galle, ein Verlangen nach Bitterem auf einen entsprechenden Prozeß im Bereich von Herz/Dünndarm, ein Verlangen nach Süßem auf einen krankhaften Prozeß im Bereich Milz/Magen, ein Verlangen nach Scharfem auf eine Störung im Bereich Lunge/Dickdarm und ein Verlangen nach Salzigem auf einen entsprechenden Vorgang im Bereich Niere/Harnblase.

Fettunverträglichkeit ist in den meisten Fällen auf eine Störung im Bereich Leber/Galle zurückzuführen, seltener auf Störungen im Bereich Milz/Magen bzw. dem diesem Bereich zugeordneten Pankreas. Sie kann aber zudem ein Indiz für eine weitergehende Störung im Bereich des »Mittleren Erwärmers« sein.

Falls Erbrechen im Symptombild enthalten ist, muß der Behandelnde nach der Konsistenz, dem Geruch, der Menge des Erbrochenen fragen. Wiederum deuten hier Geschmack und Farbe des Erbrochenen entsprechend der Lehre der »Fünf Elemente« auf den betreffenden Organbereich.

IV.3.5 Schlaf und Traum

Auch über das Schlafverhalten des Patienten sollte sich der Behandelnde Klarheit verschaffen. Dabei gilt die Regel, daß permanente Müdigkeit und dauernde Schlaflosigkeit beides schwerwiegende Symptomatiken darstellen, die einer tiefgreifenden Störung der inneren Organe entspringen. Ebenso gilt häufiges Erwachen während der Nacht und ein wirres Traumleben als mögliches Anzeichen einer ernsthaften organischen Störung, besonders dann, wenn es von Nachtschweißen begleitet ist.

Allerdings gehen in diesen Fällen oft organische und psychische Ursachen ineinander über. Die traditionelle chinesische Medizin kennt keine derartige Trennung von Psyche und Physis, wie die moderne westliche Schulmedizin sie noch bis vor einem Jahrzehnt postuliert hat und bis zum heutigen Tag praktisch handhabt. Organ- und Seelenleben sind nach den Vorstellungen der chinesischen Medizintheorie untrennbar miteinander verwoben. So können organische Störungen ins Traumleben einwirken und Störungen im Seelenleben die Organe in ihren physischen Tätigkeiten behindern.

Psyche oder Physis als Ursprungsort einer Störung des Schlaf- und Traumverhaltens herauszusondieren, bleibt dem Fingerspitzengefühl des Behandelnden überlassen. In den weitaus meisten Fällen wird man richtig verfahren, wenn man beides gleich beurteilt, d.h. nicht von vornherein einen der beiden Bereiche als Ursprungsort festlegt, denn die moderne Psychosomatik hat zur Genüge bewiesen, daß die Grenzen zwischen Psyche und Physis nicht fest und stabil, sondern im Gegenteil fließend und beiderseits durchlässig sind.

IV.4 Untersuchung durch Betasten

Bei der Tastuntersuchung wird der Körper des Kranken bzw. werden einzelne Bereiche oder Zonen desselben mit den Fingerspitzen oder der ganzen Hand betastet, denn nach chinesischer Auffassung kann man durch die Untersuchung der Körperoberfläche oder einzelner auf ihr befindlicher Zonen Rückschlüsse auf die Krankheitsursache, die Genese der Krankheit, den Krankheitsort und den möglichen weiteren Verlauf der Krankheit ziehen. Einmal mehr geht man also von gewissen Sinneserfahrungen aus, die man am Körperäußern machen kann, um den Zustand des Körperinneren als Ganzes zu erfassen.

Bei der Tastuntersuchung werden zwei Methoden unterschieden: die *Pulsdiagnose* und die *Palpation.*

IV.4.1 Die Pulsdiagnose

Die Pulsdiagnose ist eines der schwierigsten Kapitel der traditionellen chinesischen Medizin, denn sie erfordert nicht nur eine profunde Kenntnis der medizinphilosophischen Lehren, die der chinesischen Medizin zugrunde liegen, sie erfordert zudem jahrelange Erfahrung, die eigentlich nicht in Büchern angeboten werden kann, sondern im alltäglichen Umgang mit kranken Menschen erprobt sein will.

Wir wollen uns im weiteren Verlauf auf die Beschreibung der Pulse am distalen Ende des Radialknochens (Elle) am Unterarm beschränken. Diese 12 Pulse, die den 12 Organen und ihren Energieleitbahnen, den Meridianen, zugeordnet sind, werden hauptsächlich zu diagnostischen Zwecken betastet. Die anderen Pulse, die am Hals, im Bauchraum und am Fuß liegen, spielen eine vergleichsweise untergeordnete Rolle.

An dem dem Daumen zugewandten Ende der Elle werden die drei Pulsstellen *Cun* (»Zoll«), *Guan* (»Schranke«) und *Chi* (»Elle«) unterschieden. Entsprechend den Lehren der traditionellen chinesischen Medizintheorie verbinden sich an diesen Pulstaststellen die Energien aller inneren Organe und der ihnen zugehörigen Meridiane.

Die Technik der Pulsdiagnose ist verhältnismäßig einfach. Der Patient soll entweder liegen oder bequem sitzen. Sein Arm soll sich auf etwa gleicher Höhe befinden wie das Herz. Der Arm soll gestreckt sein, damit das Blut ungehindert in der Arterie zirkulieren kann.

Der Untersuchende legt zuerst seine Mittelfingerbeere auf die Arterie neben die Radiusapophyse (Gelenkkopf der Elle in Handgelenksnähe), an die Pulstaststelle *Guan,* dann die Zeigefingerbeere an die Pulstaststelle *Cun* und schließlich die Ringfingerbeere an die Pulstaststelle *Chi.* Der Abstand der drei Pulstaststellen und somit auch der Abstand der drei tastenden Fingerbeeren weist entsprechend den verschiedenen individuellen Maßeinheiten, die wir bei den Menschen feststellen können, gewisse, wenn auch nur geringfügige, Unterschiede auf. Bei Frauen, Kindern und Jugendlichen sind die Abstände eng, bei kräftig gebauten Männern mit breiten Händen entsprechend weiter.

Schwieriger als das Auffinden der Pulstaststellen ist das Tasten der Pulse. Wenn wir die drei Fingerbeeren einfach nur mit ihrem Eigengewicht auf den Pulsstellen liegen lassen, ertasten wir die Spannung der Arterienwand, die durch die Pulsation des Blutes einer ständigen Veränderung unterworfen ist. An den sechs Pulstaststellen (drei links und drei rechts) können wir sechs verschiedene Pulse tasten: die oberflächlichen oder Yang-Pulse. Haben

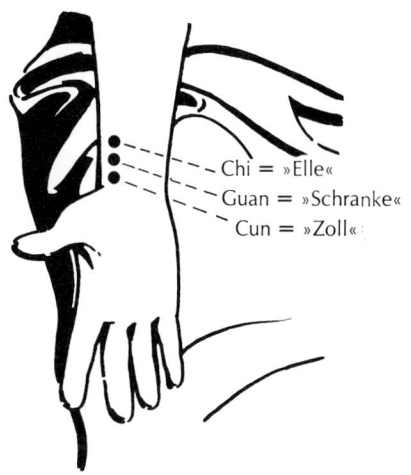

Chi = »Elle«
Guan = »Schranke«
Cun = »Zoll«

wir diese gefunden, verstärken wir den Druck der Fingerbeeren etwas, bis wir den Druck wahrnehmen, der innerhalb der Arterie herrscht. Auf diese Weise lernen wir die tiefliegenden oder Yin-Pulse kennen.

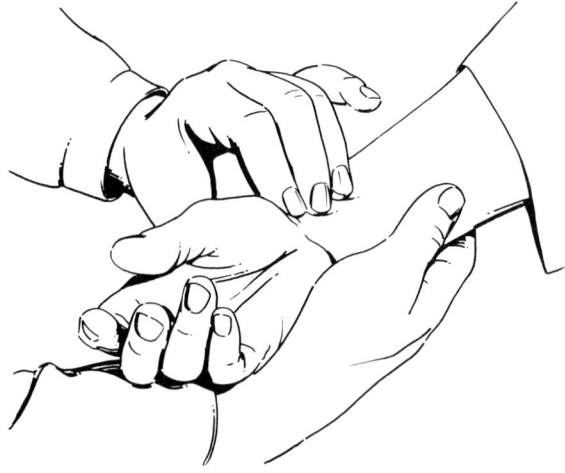

Das Pulsfühlen.

| | links | | rechts | |
	Yin/tief	Yang/oben	Yin/tief	Yang/oben
Cun	Herz	Dünndarm	Lunge	Dickdarm
Guan	Leber	Galle	Milz	Magen
Chi	Niere	Blase	Herz-beutel	Dreifacher Erwärmer

Wir sehen anhand dieser Tabelle, daß sich die Energiezustände aller Organe und Meridiane, die die traditionelle chinesische Medizin annimmt, an den Pulsen ablesen lassen. Allerdings ist dies keine einfache Angelegenheit, weil die chinesische Medizin *achtundzwanzig* verschiedene Varianten in den Pulsrhythmen unterscheidet.

Es wäre vom Leser zuviel verlangt, wenn wir alle diese Pulsarten hier beschreiben wollten. Der Anfänger hat schon recht viel erreicht, wenn er das *Oben* und das *Unten,* mit anderen Worten ausgedrückt: das Yin und das Yang an den Pulsen unterscheiden kann. Selbstverständlich gehört viel Übung dazu. Die Fingerbeeren wollen ebenfalls sensibilisiert sein, will man die verschiedenen

Schwingungen und Rhythmen der einzelnen Organpulse mit ihnen unterscheiden können.

Bei gesunden Menschen wird ein normaler Puls festgestellt. Er soll rechts und links, oben und unten etwa gleich stark anschlagen und von ruhigen und kraftvollen Rhythmen gekennzeichnet sein. Er soll etwa sechzig- bis achtzigmal pro Minute bzw. viermal pro Ein- und Ausatmung schlagen. Selbstverständlich ändert sich der Pulsschlag mit dem Alter. Bei Neugeborenen schlägt er bis zu einhundertvierzig Mal pro Minute, bei Kleinkindern etwa einhunert Mal/Min., bei Jugendlichen etwa achtzig bis neunzig Mal/Min. Auch gibt es geringe Unterschiede bezüglich Geschlecht, Konstitution und Fettansatz.

Die verschiedenen Energien der Jahreszeiten beeinflussen ihrerseits die Pulse. Nguyen Van Ghi beschreibt dies folgendermaßen:

»Im Frühling werden alle Dinge und Lebewesen geboren, der Puls ist rasch und gleitend, gerade und lang. Das *Nei-Jing* nennt ihn ›gespannten Puls‹. Die sechs Pulse der zwei Handgelenke sind etwas gespannt.
Im Sommer wachsen alle Dinge und Lebewesen. Der Puls kommt kräftig an und geht schwach weg. Das *Nei-Jing* nennt ihn ›großen Puls‹. Die sechs Handgelenkpulse sind etwas größer und voller.
Im Herbst werden alle Dinge und Lebewesen ›gemäht und geerntet‹. Die Yang-Energie beginnt zu schwinden, der Puls wird geringer, bleibt aber oberflächlich. Das *Nei-Jing* nennt ihn ›oberflächlichen Puls‹. Die sechs Handgelenkpulse sind noch eben oberflächlich; man sagt, sie sind ›leicht wie eine Flaumfeder‹ und nennt sie ›Flaumfederpulse‹.
Im Winter ›verbergen‹ sich die Dinge und Lebewesen. Der Puls ist tief und gibt Widerstand. Das *Nei-Jing* nennt ihn ›tiefen Puls‹. Wegen seines Widerstandes nennt man ihn ›Puls von Stein‹.«[46]

Die pathologischen Pulse sind wohl das schwierigste und am schwersten verständliche Kapitel der traditionellen chinesischen Medizin. Wir können hier nur einfache Hinweise geben, die eine etwaige Analyse der Pulse ermöglichen.

Krankhaftes Übermaß von Yang-Kräften ist dann vorhanden, wenn die oberflächlichen Pulse überwiegen, denn die Spannung der Arterienwände steht in Beziehung zur glatten Muskulatur der Hohlorgane.

Krankhaftes Übermaß von Yin-Kräften ist vorhanden, wenn die tiefliegenden Pulse bedeutend stärker anschlagen als die oberflächlichen, denn der Druck innerhalb der Arterien steht in Beziehung zu dem Zustand der Speicherorgane.

Pathologische Yang-Betonung der Pulse ist dann vorhanden, wenn ein Puls oder mehrere Pulse distal (d. h. in diesem Fall zur Hand hin) verschoben sind.

Pathologische Yin-Betonung der Pulse ist vorhanden, wenn ein oder mehrere Pulse proximal (d. h. zum Körper hin) verschoben sind.

Pathologische Yang-Betonung der Pulse ist vorhanden, wenn die rechtsseitigen Pulse stärker sind als die linksseitigen. Schlagen die linksseitigen Pulse stärker als die rechtsseitigen, dann deutet dies auf eine pathologische Yin-Betonung.

Neben diesen Hauptregeln wollen wir uns einige besonders wichtige und in der Praxis häufig anzutreffende Pulsarten einprägen:

Großer Puls. Der Puls kommt groß an und fällt leer ab. Er deutet auf Entzündungsprozesse in den betreffenden Organen.

Kleiner Puls. Er ist der Gegensatz zum erstgenannten. Er ist sehr weich im Anschlag und schwer tastbar. Zeitweise ist er tastbar, zeitweise nicht. Er deutet auf einen pathologischen Schwächezustand des betreffenden Organs.

Oberflächlicher Puls. Man fühlt ihn, ohne Druck auf die Pulsstelle auszuüben. Er deutet auf Entzündungsprozesse in den Yang- oder Hohlorganen.

Tiefer Puls. Man muß viel Druck anwenden, um ihn zu tasten. Er liegt tief in den Sehnen, auf dem Knochen. Er deutet entweder auf Stauungszustände oder auf Geschwulstprozesse in den Yin- oder Speicherorganen.

Langsamer Puls. Ist langsamer als vier Pulsschläge pro Atemzug. Oberflächlicher und langsamer Puls zeigt Mangel an Yang-Kräften in den Hohlorganen oder den Außenbereichen des Körpers an. Tiefer und langsamer Puls deutet nicht selten auf eine Schwäche der Yang-Kräfte der Nieren hin.

Schneller Puls. Ist schneller als normal, hat mehr als sechs Pulsschläge pro Atemzug. Man findet ihn vorzüglich bei Erkrankungen der Hohlorgane. Ein oberflächlicher und schneller Puls deutet auf Leerzustände der betreffenden Hohlorgane bzw. auf Geschwulstprozesse innerhalb derselben. Ein tiefer und schneller Puls deutet auf akute Entzündungsprozesse hin.

Leerer Puls. Er schlägt schwach unter der Fingerbeere des Behandelnden und verschwindet bei stärkerem Druck. Er deutet auf einen Mangel an Blutenergie, der nicht selten durch Fehlernährung oder mangelhafte Nahrungsabsorption hervorgerufen ist.

Voller Puls. Er ist voll, fest und hart in seinen Anschlägen. Je stärker man ihn drückt, desto kräftiger schlägt er. Man findet ihn bei Entzündungsprozessen der Organe im akuten Stadium und bei Infektionskrankheiten.

Versinkender Puls. Zuerst deutlich tastbar, später fortschreitend abgeschwächt. Diese Pulsqualität beherrscht das Körperinnere und zählt zum Yin. Die Krankheit, die sich anzeigt, befindet sich in den inneren Organen. Ist sie kraftvoll, deutet sie auf innere Füllezustände; ist sie schwach, auf innere Leere. Bei schwächlichen Konstitutionen findet man diesen Puls selten.

Erregter Puls. Diese Pulsqualität beherrscht die Hohlorgane und zählt zum Yang. Die Krankheit, die durch sie angezeigt wird, ist durch Hitzesymptomatiken charakterisiert. Wenn sie stark ausgeprägt ist, sind Fülle-, Hitzesymptomatiken, ist sie schwach und kraftlos, sind Leere-, Hitzesymptomatiken angezeigt. Bei einer Mischung der Pulsqualität sind Hitzesymptomatiken in den Außenbereichen des Körpers angedeutet, bei einer Mischung innerer Hitzesymptomatiken.

Schwingender Puls (nur in größeren Abständen tastbar). Ist diese Pulsqualität festzustellen, sind der Leber- und Gallenbereich erkrankt. Das Wesen des schwingenden Pulses ist schnell und erregt. Er tritt bei allen stark schmerzenden Symptomatiken in Erscheinung.

Glatter Puls (schnell, aber kraftlos). Diese Pulsqualität findet man häufig bei Kranken, deren Verdauung mangelhaft und deren Schlafverhalten anormal ist. Bei einer Mischung der Pulse sind oft Hitzesymptomatiken mit inneren Schleimansammlungen festzustellen.

Der Autor hat in den letzten Jahren eine Methode der Pulsuntersuchung entwickelt, die sich des *Pendels* bedient, und möchte sie im folgenden kurz darstellen, obwohl sie eigentlich nicht ganz ins Bild der chinesischen Mikromassage paßt.

Dabei ertaste man zuerst die Pulse in traditioneller Art und Weise. Man merke sich die Unregelmäßigkeiten, wie sie an den Organpulsen anzutreffen sind. Dann nehme man, während man die Pulse weiter mit den Fingerbeeren der linken Hand tastet, das Pendel in die rechte Hand und führe es langsam an den Pulstaststellen vorbei. Man gibt ihm den Auftrag, bei den Pulsstellen, die Krankheitszustände der betreffenden Organe anzeigen, kräftig auszuschlagen. Hat man das Vorbeiführen an einer Hand beendet, dann kehre man zu den pathologischen Pulsstellen zurück und beginne eine Art Befragung. Man frage z. B. das Pendel: »Gibt es einen Entzündungs- oder Yang-Prozeß in dem betreffenden Organ?« – »Gibt es einen Geschwulst- oder Yin-Prozeß?« – Das Pendel antwortet dann entweder mit »Ja« oder »Nein«.

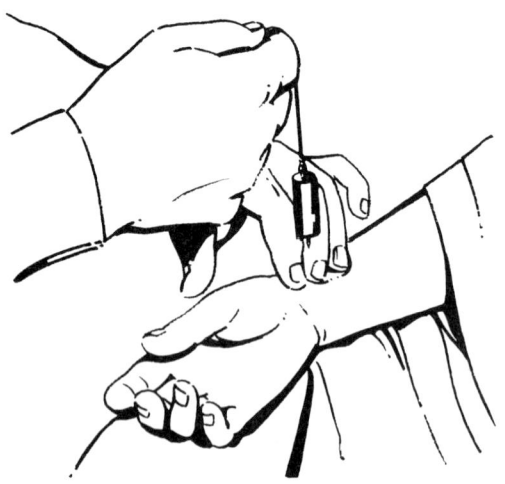

Das Pendeln der chinesischen Pulse.

Dann kann man eine weitere, ins Detail gehende Befragung des Zustands des betreffenden Organs anschließen. Man kann nach dem Alter, dem Charakter, dem augenblicklichen Zustand und der voraussichtlichen Entwicklung der Krankheit fragen. Man kann danach fragen, ob das erkrankte Organ als der Ursprungsort der Krankheit anzusehen ist, oder ob es sich um eine sogenannte Zweigsymptomatik handelt, die von einem latenten Krankheitsprozeß eines anderen Organs verursacht ist. Man kann danach fragen, welcher Meridian oder welche Punkte eines bestimmten Meridians bevorzugt behandelt werden sollen.

Mit dieser Methode können erstaunliche Ergebnisse erzielt werden, die sich oft mit parallel vorgenommenen Untersuchungen mit den Mitteln der modernen westlichen Medizin decken.

IV.4.2 Palpation

Tastbefunde werden von der Haut und den hautnahen Regionen, von der Gelenkmuskulatur und von Bauch und Rücken aufgenommen. Dabei untersucht der Behandelnde, ob die Haut trocken ist oder ob Schweißentwicklung festgestellt werden kann. Er untersucht weiter, ob die Muskulatur der Gliedmaßen gespannt oder locker ist, und er tastet Bauch und Rücken nach sich dort befindlichen Verhärtungen ab und untersucht ihre Temperatur.

Die Tastbefunde werden folgendermaßen geordnet:
Gespannter Bauch: Fülle-, Hitzesymptomatiken;
weicher Bauch: Leere-, Kältesymptomatiken;
kühler Bauch: Kältesymptomatiken mit Schmerzen;
heißer Bauch: innere Hitzesymptomatik;
leichter Bauchschmerz, Harnverhaltung: Harnblasensymptomatik.

Die Tastbefunde an den Gliedmaßen werden wie folgt geordnet:
Hand, Nacken, Rücken heiß: Erkältung im Anfangsstadium;
Handteller, Bauch heiß: Darmgrippe;
Handteller kalt: Kältesymptomatik des Darmtrakts;
Handteller heiß: Yin-Leere mit Feuerschädigung;
Hände kalt, Körper kalt: Grippe im Anfangsstadium;
Mittelfinger alleine heiß: typhoide Darmerkrankung;
Gliedmaßen schwach, kalt; Yang-Energien verdorben und schwach, möglicherweise infolge von Hitzeschädigung.

IV.5   Die Bewertungskategorien der »Acht Leitlinien«

Die durch die soeben geschilderten vier beobachtenden Methoden gewonnenen Erfahrungen werden entsprechend den Bewertungskategorien der »Acht Leitlinien« geordnet und strukturiert. Diese bestehen aus vier Gegensatzpaaren Außen – Innen, Kälte – Hitze, Leere – Fülle und Yin – Yang. Die beobachteten Symptomatiken werden zuerst auf ihre Zugehörigkeit zu einem dieser Paare oder zu einem Teil eines Paares hin untersucht. Oft ist keine eindeutige Zuordnung durchzuführen, da Mischtypen zwischen den Bewertungskategorien häufig sind. Dann muß der Mischtyp auf seine Einzelteile hin untersucht werden, damit diese ihren Entsprechungen zugeordnet werden können.

IV.5.1   Außen – Innen

Anfangs ist es wichtig festzustellen, wo der Krankheitsort liegt, ob die Krankheit leichten oder schweren Charakters ist und ob sie tief oder oberflächlich gelagert ist. Im allgemeinen zählt eine in den Muskeln gelagerte Krankheit zu den äußeren von leichtem Charakter, eine in den Voll- oder Hohlorganen gelagerte zu den inneren von schwerem Charakter.

IV.5.1.1   Außensymptomatiken

Setzt sich anormal konstellierte Energie im Körperäußeren fest, fühlt man dies oft in den Morgenstunden. Anzeichen dafür sind Fieberentwicklung, Kopfschmerz, Gliederschmerz, verstopfte Nase, Schweißaustritt, weißer Zungenbelag, oberflächlicher Puls. Die Außensymptomatiken können wie folgt gegliedert werden:
a) *Außenkälte*
   bösartige Kälte (Sinken der Körpertemperatur): schwerwiegendes Krankheitsbild;
   Hitzeentwicklung (Anstieg der Körpertemperatur): leichteres Krankheitsbild.
   Außenkältesymptomatiken sind meist durch fehlenden Schweißaustritt und gestrafften (harten, festen) oberflächlichen Puls gekennzeichnet.

b) *Außenhitze*
   Hitzeentwicklung: schwerwiegendes Krankheitsbild; Sinken der Körpertemperatur: leichteres Krankheitsbild. Bei Außenhitzesymptomatiken ist der Schweißaustritt meist sehr stark, man hat viel Durst, oberflächlicher Puls ist festzustellen.
c) *Außenfülle*
   Kein Schweißaustritt, Fieberentwicklung oder Kältezustände; gestraffter, oberflächlicher Puls.
d) *Außenleere*
   Schweißaustritt, der nicht stoppen will; oberflächlicher Puls, schlaffer Körpertonus, Kraftlosigkeit.

IV.5.1.2   Innensymptomatiken

Bei diesen Krankheitsbildern ist anormale konstellierte Energie ins Körperinnere eingedrungen und hat sich in den Voll- oder Hohlorganen oder im *Qi* oder *Xue* festgesetzt. Symptomatische Anzeichen sind hohes Fieber, Nervosität, Durst, klebriger Stuhl, Bauchschmerzen, roter oder gelblicher Harn, gelber Zungenbelag, versinkender Puls. Die Innensymptomatiken werden wie folgt gegliedert:
a) *Innenhitze*
   Hohes Fieber, rote Lippen, violette Augen; wenig Schweiß; Durst; Nervosität; gelber Harn; rote Zunge mit gelbem Belag; erregter Puls.
b) *Innenkälte*
   Kein Durst, kühle Gliedmaßen; Wärme wird als angenehm, Kälte als unangenehm empfunden; Bauchschmerz, Durchfall; weißer Zungenbelag; erregter oder langsamer Puls.
c) *Innenfülle*
   Fieber, Nervosität, Schweißaustritt an Händen und Füßen; klebriger Stuhl; geschwollene Bauchgegend; gelber und fettiger Zungenbelag; voller, versinkender Puls.
d) *Innenleere*
   Energiemangel, kraftlose Sprache, Müdigkeit, körperliche Schwäche; Schweißaustritt; Appetitlosigkeit; Durchfall; blaßweißer Zungenbelag; kraftloser, versinkender Puls.

IV.5.1.3   Halb innen – halb außen

Die anormale konstellierte Energie entfaltet sich bei diesen Krankheitsbildern in den Außenbereichen des Körpers und dringt ins Körperinnere ein. Dieser Mischtypus ist durch folgende Symptomatiken gekennzeichnet: Kälte- und Hitzesymptome treten abwechselnd auf; der Brustraum ist voll und verschlossen; Erbrechen; Geschmack im Mund ist bitter, trockener Rachenraum, weißer bis rosa Zungenbelag; dünner, schwingender Puls.

IV.5.2   Kälte – Hitze

Der Diagnostizierende muß auf der nächsten Stufe der Untersuchung des Krankheitsbildes die Symptomatiken nach ihrer Zugehörigkeit zu Kälte- oder Hitzephänomenen sondieren. Allgemein gilt die Regel, daß Kälteerkrankungen von physischen Schwächezuständen charakterisiert sind, verbunden mit blasser Gesichtsfarbe, Unterfunktionen eines oder mehrerer Organe etc., und daß Hitzeerkrankungen von Füllezuständen begleitet sind, die sich im Kreislaufsystem, im Brustraum und im Darmtrakt lokalisieren lassen.

IV.5.2.1   Kältesymptomatiken

Man unterscheidet zwischen Leere-Kälte-Symptomatiken und Fülle-Kälte-Symptomatiken.
a) *Leere-Kälte-Symptomatiken*
    Kein Durst; viel klarer Urin, dünner, schlammiger Stuhl; Kälte wird als unangenehm empfunden; Gliedmaßen kalt, schwer zu erwärmen; blau-weiße Gesichtsfarbe; langsamer, dünner und schwacher Puls.
b) *Fülle-Kälte-Symptomatiken*
    Kalte Gliedmaßen; Bauchweh; klebriger Stuhl; weißer Zungenbelag; versinkender oder schwingender Puls.

IV.5.2.2   Hitzesymptomatiken

Man unterscheidet zwischen Fülle-Hitze-Symptomatiken und Leere-Hitze-Symptomatiken.
a) *Fülle-Hitze-Symptomatiken*
    Durst; kühle Nahrung wird bevorzugt; stetiger Temperaturanstieg; Nervosität; rötlicher Urin, trockener Stuhl; gelber, trockener Zungenbelag; erregter Puls.
b) *Leere-Hitze-Symptomatiken*
    Kein Durst; Müdigkeit; Appetitlosigkeit mit Tendenz zur Abmagerung; periodische Fieberstöße; rötlicher Zungenbelag; erregter, dünner Puls.

IV.5.3   Leere – Fülle

Für die Punktauswahl ist es wichtig zu wissen, ob man einen Körperbereich oder einen Meridian zu stärken oder zu schwächen hat. Dazu muß man zwischen Leeresymptomatiken und Füllesymptomatiken unterscheiden.
a) *Leeresymptomatiken*
    Chronische Körperschwäche, schwache Abwehrkraft; kurzer, kraftloser Atem; Müdigkeit; weiße Gesichtsfarbe; Schweiß; klare Zunge, ohne Belag; dünner undkraftloser Puls.
b) Shen und Qi im Übermaß; Stauungszustände; rotes Gesicht; harte Bauchwand; fester, dichter Stuhl; fettiger Zungenbelag; kraftvoller, überschwemmender Puls.

IV.5.4   Yin – Yang

Von der Yin- oder Yangwertigkeit der Symptomatiken lassen sich Schlüsse auf dieEntwicklung der Krankheit und mögliche Veränderungen im Krankheitsprozeß ziehen. Die letzte Stufe der Beurteilung der Krankheitsbilder nach den Bewertungskategorien der acht Leitlinien ermöglicht es dem Diagnostizierenden, eine Prognose über den wahrscheinlichen Krankheitsverlauf zu erstellen, um auf ihrer Grundlage die ersten Schritte zur Heilung einzuleiten.

Dabei gehören Innen-, Kälte- und Leeresymptomatiken zum Yin, Außen-, Hitze- und Füllesymptomatiken zum Yang. Wenn das Yang im Übermaß vorhanden ist, ist das Yin verdorben; ist das Yin im Übermaß vorhanden, ist das Yang verdorben. Umgekehrt: Ist das Yin zu schwach, ist das Yang verdorben; ist das Yang zu schwach, ist das Yin verdorben.

IV.6   Die Befunde und die Organe

Es gibt eine untrennbare Beziehung zwischen der physiologischen Tätigkeit und den pathologischen Veränderungen der Voll- und Hohlorgane. Ist ein Organ erkrankt, so spiegelt sich dies im Zustand eines anderen wider. Darum darf man die Krankheiten nicht nur nach ihren Erscheinungsformen beurteilen (ob sie durch Kälte-, Hitze-, Leere- oder Fülle- symptomatiken gekennzeichnet sind), sondern man soll auch die wechselseitigen Beziehungen der möglicherweise mitbetroffenen oder gefährdeten Organe untersuchen. Um diesem Ziel näherzukommen, bediene man sich folgender Methodik:

Man ordnet die aufgenommenen Befunde den Organen zu, indem man ihre wechselseitigen Beziehungen beachtet und die ihnen zugeordneten Partien an den Außenbereichen des Körpers einer genauen Betrachtung unterzieht. Nur so kann man sich den Schwerpunkt der Krankheit verdeutlichen und die Möglichkeit eines Überwechselns der Krankheit auf ein anderes Organ oder in einen anderen Körperbereich voraussehen.

Die verschiedenen in den vorangehenden Abschnitten aufgeführten Befunde werden den Organen wie folgt zugeordnet:

IV.6.1   Das Herz

Die wichtigste physiologische Funktion des Herzens ist das Antreiben der Blutzirkulation. Das *Su-wen* sagt: »Das Herz ist für das Blut und die Adern im Körper zuständig.«[47]

Der Zustand des Herzens zeigt sich gleichermaßen an den Pulsen, auf der Zunge und in der Färbung des Gesichts. Hierzu das *Su-wen:* »Der Glanz des Herzens spiegelt sich im Gesicht wieder, die Kraft (des Herzens) kann an den Pulsen abgelesen werden.«[48]

Neben diesen physiologischen Funktionen ist das Herz für eine Reihe von psychischen Funktionen verantwortlich, die man insgesamt mit dem Begriff *Bewußtsein* umschreiben kann. Sinnwahrnehmung, Denken und Fühlen werden darunter zusammengefaßt.

Die wichtigsten, im Bereich des Herzens auftretenden Symptome:

IV.6.1.1   Yang-Leere

Herzklopfen und kurzer Atem; erschöpftes *Shen* und Schweißausbrüche; Gesichtsausdruck leer und ohne Festigkeit; farblose oder weiß belegte Zunge; dünner, kraftloser Puls.

IV.6.1.2   Yin-Leere

Herzklopfen und -zittern; erschöpftes *Shen;* Vergeßlichkeit; krankhafter Schweiß; ausdrucloses Gesicht; leicht rötlicher Zungenbelag; dünner und erregter Puls.

IV.6.1.3   Feuerüberfülle

rötliches Gesicht; Durstgefühl; Nervosität; breiartiger Schleim im Mund und auf der Zunge; kurzer und rötlicher Harn; erregter Puls.

IV.6.1.4   Herz und Niere nicht verbunden

Herzzittern und -klopfen; Vergeßlichkeit; Schwindelgefühl im Kopf und Ohrensausen; Zunge rötlich mit wenig Belag; leerer, erregter Puls.

IV.6.1.5   Leere des Herzens und der Milz

Gesichtsfarbe welk und gelblich; Herzzittern; unruhiger Blick; geringer Appetit; geschwollener Bauch; Stuhl breiig; Zunge farblos mit schwachem Belag; dünner und schwacher Puls.

IV.6.2   Der Dünndarm

Nach Auffassung der traditionellen chinesischen Medizin besteht die wichtigste physiologische Funktion des Dünndarms in der Aufschlüsselung des Speisebreis in brauchbare und unbrauchbare Substanzen. Dieser Vorgang wird »Sonderung des Klaren vom Schmutzigen« genannt. Der sogenannte »klare« Teil des Speisebreis wird vom Dünndarm aufgenommen und vom Milzbereich auf den ganzen Körper verteilt. Der »schmutzige« Teil des Speisebreis wird an den Dickdarm weitergeleitet.

Zudem entwässert der Dünndarm den Speisebrei. Die Überflüssigen wässrigen Teile des Speisebreis werden an den Bereich des Elements Wasser (Niere/Blase) weitergeleitet; deshalb tritt bei der Beeinträchtigung der Verdauung auch ein abnormer Urinabgang auf.

Die wichtigsten im Dünndarmbereich auftretenden Symptomatiken sind:

IV.6.2.1   Leere

Heftiger Bauchschmerz, Darmgeräusche; breiiger Durchfall, unablässiges Ablassen grosser Mengen Harn; Zungenbelag weißlich; dünner, langsamer Puls.

IV.6.2.2   Fülle-Hitze

Herzzittern; Schluckschmerzen; Mundfäule; rötlicher Harn, stechender Schmerz im Penis beim Urinieren; geschwollener Bauch; rötlichgelber Zungenbelag; glatter, erregter Puls.

IV.6.3   Die Leber

Die wichtigste physiologische Funktion der Leber besteht nach Auffassung der traditionellen chinesischen Medizin in der Speicherung und Regulierung des Blutes sowie im Transport und in der Ausscheidung von Stoffen und Substanzen. (Mit den Begriffen »Transport« und »Ausscheidung« ist die Verbreitung von aufgenommenen Nahrungsstoffen im Körper sowie die Filtrierung des Blutes gemeint.) Deswegen haben alle Speicher- und Hohlorgane des menschlichen Körpers einen engen Zusammenhang mit der Leber. Dazu Claus C. Schnorrenberger: »Ist die Leber erkrankt und versagt ihre Blutspeicherungsfunktion, so beeinflußt das den Gesamtbereich aller menschlichen Aktivitäten. Gleichzeitig treten auch leicht Erkrankungen des Blutes auf. Verfügt die Leber nicht über genügend Blut, entstehen Augenflimmer, Verkrampfungen von Sehnen und Muskeln und Verminderung der

Periodenblutung bei der Frau, was bis zur Amenorrhoe gehen kann.«[46]

Die wichtigsten im Bereich der Leber auftretenden Symptomatiken sind:

IV.6.3.1   Leberenergie bedrückt

Brust und Rücken geschwollen und schmerzhaft bei Bewegung; Erbrechen von Saurem; dichter Stuhl oder Durchfall; schwach weißlicher Zungenbelag; schwingender Puls.

IV.6.3.2   Yang der Leber dringt heftig nach oben

Schwindelgefühl, dem Kranken wird schwarz vor den Augen; bitterer Geschmack im Mund, trockene Kehle; rotes Gesicht, violettes Augenweiß; Ohrensausen; gelblicher oder trockener und glänzender Zungenbelag; schwingender oder erregter Puls.

IV.6.3.3   Unzureichendes Yin der Leber

Schwindelgefühl, dem Kranken wird schwarz vor den Augen; trockener Mund, dürre Kehle; Müdigkeit und viele Träume; taube Gliedmaßen, Muskeln und Fleisch zittrig oder zuckend; rötliche oder trockene Zunge, wenig Speichel und Zungenbelag; glatter oder schwingender Puls.

IV.6.3.4   Leberwinde bewegen sich nach innen

Schwindelgefühl, Neigung zu Stürzen; Ohrensausen; Taubheit der Gliedmaßen, leichtes Zittern oder schwere Zuckungen der Hände und Füße; rötliche Zunge mit leicht gelblichem Belag; glatter und dünner Puls.

IV.6.3.5   Leberenergie schädigt den Magen

Brust und Bronchien geschwollen und verengt; saures Aufstoßen; Darmgeräusche, dünnflüssiger Stuhl; leicht gelblicher Zungenbelag; glatter Puls.

IV.6.3.6   Yin-Mangel von Leber und Niere

Schwindelgefühl; Ohrensausen; Nervosität; Lendengegend schmerzhaft; rötliche Jochbeingegend; krankhafter Schweiß; trockene Augen; Zunge rötlich mit wenig Belag; dünner Puls.

IV.6.4 Die Gallenblase

Nach Auffassung der traditionellen chinesischen Medizin speichert die Gallenblase die im Mittleren Erwärmer erzeugten Jing- oder Ätherkräfte.

Die wichtigste physiologische Funktion der Gallenblase besteht in der Speicherung des Gallensaftes, der von der Leber produziert wird. Die Art und Weise, in der der Gallensaft in den Darmtrakt abgesondert wird, entscheidet über die dort vorgenommenen Verdauungstätigkeiten.

Die wichtigsten im Gallenblasenbereich auftretenden Symptomatiken sind:

IV.6.4.1 Leere-Erscheinungen

Schwindelgefühle und Brechreiz; leichte Kühleerscheinungen; verschwommenes Wahrnehmen von Gegenständen; schwacher, glatter Zungenbelag; Puls schwingend oder glatt.

IV.6.4.2 Fülle-Erscheinungen

Schwindelgefühl und Augenflimmern; schwaches Gehör und Ohrensausen; bitterer Mundgeruch; leichte Erregbarkeit; Hitze- und Kälteerscheinungen wechseln sich ab; Harn rötlich, Stuhl trocken; Zunge rot mit gelbem Belag; Puls schwingend oder glatt.

IV.6.5 Die Milz

Nach Auffassung der chinesischen Medizintheorie besteht die wichtigste Funktion der Milz im »Einschmelzen« der durch die Nahrung aufgenommenen Substanzen. Damit ist der Prozeß der Aufnahme der Nahrungsstoffe und deren Umformung in körpereigene Stoffe gemeint.

Zudem wird gesagt, daß die Milz das Blut »kontrolliert«. Damit ist gemeint, daß durch die Milz sowohl der Austritt des Blutes aus dem Körper als auch innerhalb des Körpers aus den Blutgefäßen verhindert wird. Die blutreinigende Funktion der Milz wird dem Bereich der Kontrolle des Blutes ebenfalls zugeordnet.

Schließlich wird die Milz noch für die Ernährung des Muskelfleisches verantwortlich gemacht und für die Tätigkeiten der Gliedmaßen.

Die wichtigsten im Milzbereich auftretenden Symptomatiken sind:

IV.6.5.1 Yang-Schwäche

Bauch geschwollen und schmerzhaft; Verlangen nach Wärme und Ruhe; Darmgeräusche und breiiger Stuhl; Muskeln angezehrt und dünn; wenig Appetit; träge Sprache; farblose Zunge mit weißem Belag; versinkender und langsamer Puls.

IV.6.5.2 Unzureichende Energie der Körpermitte

Kurzer und kraftloser Atem; nach dem Essen Druckgefühl im Bauch; Körper und Gliedmaßen matt; dünner Stuhl; blaße Zunge; leerer Puls.

IV.6.5.3 Milzschwäche aufgrund von Kälte-Feuchte-Erscheinungen

Schwerer Kopf und müder Körper; Druckgefühl im Magen-Darm-Trakt; Mundgeschmack, süßliches klebriges Gefühl im Mund, keine »Geschmackssensationen« beim Essen; breiiger Stuhl; weißer und klebriger Zungenbelag; zögernder und dünner Puls.

IV.6.5.4 Feuchte-Hitze-Schädigung der Milz

Entzündeter und gespannter Magen; Körper schwer und müde, Appetit eingeschränkt; schwerer Kopf; Gesicht, Augen und Körper gelblich; Hautjucken; gelblicher Harn; gelber und klebriger Zungenbelag; zögernder und erregter Puls.

IV.6.5.5 Yang-Leere von Milz und Niere

Kalte Gliedmaßen, Scheu vor Kälte; Blähungen und breiiger Stuhl; Lendengegend schmerzhafte schwache Füße; keine Geschmackssenstionen beim Essen; farblose Zunge mit wenig weißem Belag; versinkender oder versinkend-langsamer Puls (Mischtyp).

IV.6.6 Der Magen

In den klassischen medizinischen Schriften wird der Magen der »Ozean der Nahrung« genannt. Damit ist die wichtigste physiologische Funktion des Magens umschrieben: er nimmt die Nahrung auf und bereitet den Speisesaft auf, der sich in den Verdauungstrakt ergießt.

Nach der physischen Geburt des Menschen hängt sein allgemeiner Gesundheitszustand zum großen Teil von der Ernährung ab. So wird verständlich, wieso die traditionelle chinesische Medizin großen Wert auf die Einschätzung der Funktionen des Magens und seines Schwesterorgans, der Milz, legt. Eine Krankheit, bei der die Funktionen der beiden dem Erdelement zugerechneten Organe nicht geschwächt ist, wird im allgemeinen für leicht heilbar gehalten. Ist dagegen die Magen/Milz-Funktion geschwächt, ist die Prognose bedeutend schlechter.

Die wichtigsten im Bereich des Magens auftretenden Symptomatiken sind:

IV.6.6.1 Kälte-Erscheinungen

Geschwollener und schmerzhafter Magen; Verlangen nach Wärme und Ruhe; Schluckauf; Erbrechen von Wässrigem; weißer und klebriger Zungenbelag; langsamer Puls.

IV.6.6.2 Hitze-Erscheinungen

Durstgefühl und Verlangen nach kalter Nahrung; übler Mundgeruch; Zahnfleisch geschwollen und schmerzhaft, Zahnfäule oder Zahnfleischbluten; violette Zunge mit weißem Belag; wenig Speichel; glatter oder erregter Puls.

IV.6.6.3 Leere-Erscheinungen

Entzündeter und geschwollener Magen, Nahrung wird nicht verdaut; weicher oder dünner Stuhl; wenig Zungenbelag; schwacher Puls.

IV.6.6.4 Fülle-Erscheinungen

Geschwollener Bauch, pralle Magengegend; übler Mundgeruch; schmerzhafter Bauch und bei Druck widerständig; fester Stuhl; gelblich-trockener Zungenbelag; schwingender und glatter Puls.

IV.6.7 Die Lunge

Die wichtigste physiologische Funktion der Lunge besteht in der Regulierung der Atemvorgänge. Dabei wird sogenannte »klare«, sauerstoffreiche Atemluft aufgenommen und »trübe«, kohlendioxydreiche Atemluft ausgeatmet.

Daß es sich bei den Atemvorgängen um zentral wichtige physiologische Tätigkeiten handelt, haben schon die Ärzte des Altertums erkannt. So wurde der Lunge eine beherrschende Rolle bezüglich der Aufbereitung der Qi-Kräfte zuerkannt. Eine pathologische Veränderung innerhalb der Atemvorgänge beeinträchtigt nach Auffassung der traditionellen chinesischen Medizin nicht nur die Funktionen der Lunge, sondern den menschlichen Organismus als ganzes. Diagnostische Hinweise auf den Zustand der Lunge lassen sich an der Nase, an der Körperbehaarung und an der Haut ablesen.

Die wichtigsten im Bereich der Lunge auftretenden Symptomatiken sind:

IV.6.7.1 Wind-Kälte-Erscheinungen

Scheu vor Kälte; Anstieg der Körpertemperatur; Kopf und Körper schmerzhaft; Nase verstopft mit Ausfluß von Sekret; Husten und Auswurf dünnen Schleims; leicht weißlicher Zungenbelag; oberflächlicher Puls.

IV.6.7.2 Schleimansammlung in der Lunge

Husten und keuchender Atem; unruhiger Schlaf; Schleimgeräusche in der Kehle, dickflüssiger Schleim; gelblicher und fettiger Zungenbelag; glatter Puls.

IV.6.7.3 Leere Lungenenergie

Kraftloses Husten; dünnflüssiger Schleim; Kurzatmigkeit und Schweißausbrüche; matter und kalter Körper; träges Sprechen; Angst vor Kälte; farblose Zunge mit wenig Belag; leerer und schwacher Puls.

IV.6.7.4   Leeres Lungen-Yin

Trockener Husten ohne Schleim; Mund und Nase trocken; krankhafter Schweiß, nachmittags feuchtes Fieber; Jochbeingegend rötlich; rötliche und trockene Zunge; dünner und erregter Puls.

IV.6.7.5   Schädigung durch anormale Hitzeenergie

Fieber, Husten, Brust bedrückt, stechender Schmerz; dickflüssiger und fetter Schleim, möglicherweise übelriechend; harter und trockener Stuhl; gelbliche Zunge, belegt und trocken; erregter Puls.

IV.6.7.6   Leere-Erscheinungen von Lunge und Milz

Matter Körper, weiche Gliedmaßen; Husten mit viel Schleimauswurf; wenig Appetit; Stuhl breiig; Kurzatmigkeit; Schweißausbrüche; möglicherweise Anschwellen der unteren Gliedmaßen; leicht gelblicher Zungenbelag; zögernd schwacher Puls.

IV.6.8   Der Dickdarm

Die wichtigste physiologische Funktion des Dickdarms besteht im Ausscheiden der festen Abfallstoffe, die im Prozeß der Verdauung der Nahrungsstoffe anfallen. Er hat die Aufgabe, diese zu entwässern und sie dem After zuzuführen.

Die Ausscheidungsfunktion ist dann gestört, wenn Dickdarmerkrankungen auftreten. So kann man die wichtigsten diagnostischen Hinweise bezüglich des Zustands dieses Organs der Beobachtung des Stuhlgangs und der Betrachtung des Stuhls entnehmen.

Die wichtigsten im Dickdarmbereich auftretenden Symptomatiken sind:

IV.6.8.1   Kälte-Erscheinungen

Bauchschmerz; Darmgeräusche; breiiger Stuhl, klarer Urin; weißlich belegte Zunge; langsamer Puls.

IV.6.8.2   Hitze-Erscheinungen

Trockener Mund, warme Lippen; heißer, geschwollener und schmerzhafter After; kurzer Harnabgang von rötlicher Farbe; gelblicher, trockener Zungenbelag; glatter Puls.

IV.6.8.3   Leere-Erscheinungen

Chronischer Durchfall; Mastdarmvorfall; schwer zu erwärmende Gliedmaßen; farblose Zunge mit wenig Belag; dünner und schwacher Puls.

IV.6.8.4   Fülle-Erscheinungen

Bauch schmerzhaft und druckwiderständig; Fieber; fester Stuhl; gelblicher Zungenbelag; versinkender Puls.

IV.6.9   Die Nieren

Nach Auffassung der traditionellen chinesischen Medizin besteht die wichtigste physiologische Funktion der Nieren in der Speicherung der angeborenen und der im späteren Leben erworbenen Jung- oder Ätherkräfte. Diese haben besonderen Einfluß auf die Ausgestaltung des Rücken- und Knochenmarks und des Knochensystems im allgemeinen. Sie sind, entsprechend der chinesischen Medizintheorie, auch für die Zeugungsfähigkeit und die Potenz des Mannes sowie für die Fruchtbarkeit der Frauen verantwortlich. Erst in zweiter Linie sind die Nieren für den Wasserhaushalt verantwortlich, eine Funktion, die sie mit ihrem Schwesterorgan, der Harnblase, teilen.

Die wichtigsten im Nierenbereich auftretenden Symptomatiken sind:

IV.6.9.1   Yang-Leere

Farblos-bleiche Gesichtsfarbe; verminderte Hörfähigkeit; häufiges Ablassen von grünlichem Urin; schmerzhafte Lendengegend; farblose Zunge mit wenig weißem Belag; dünner und schwacher Puls.

IV.6.9.2 Yin-Leere

Schwindelgefühl mit Ohrensausen; schmerzhafte Lendengegend; weiche Füße, kraftloser Körper; Durstgefühl, trockener Schlund; Vergeßlichkeit; Augenzwinkern; Impotenz, vorzeitiger Samenerguß, Unfruchtbarkeit; rötliche Zunge mit wenig Belag; dünner Puls.

IV.6.9.3 Leere-Erscheinungen

Ganzer Körper geschwollen, besonders die unteren Gliedmaßen; wenig Urin; Lendengegend und Bauch gespannt; farblos-blaße Zunge; versinkender, glatter Puls.

IV.6.9.4 Niere nimmt kein Qi auf

Kurzer, keuchender Atem; schwerfällige Bewegungsfolgen; Keuchen mit Schweißaustritt; bleiche Gesichtsfarbe; blaß-weißer Zungenbelag; leerer und kraftloser Puls.

IV.6.9.5 Yin-Leere mit Feuer-Erscheinungen

Jochbeingegend rötlich; violette Lippen; nervöse Schlaflosigkeit; trockener und schmerzhafter Schlund; feucht-heißer Körper, krankhafter Schweiß: gelblicher Urin, fester Stuhl; rote Zunge mit wenig Belag; dünner und schwingender Puls.

IV.6.9.6 Leere-Erscheinungen von Lunge und Niere

Nächtliche Hustenanfälle; bei körperlicher Bewegung kurzatmig; feucht-heißer Schweiß; schmerzhafte Lendengegend; krankhafte weiche Füße; rötliche Zunge mit wenig Belag; dünner und schwingender Puls.

IV.6.9.7 Leere-Erscheinungen von Niere und Milz

Viel Durchfall in den Morgenstunden, unverdaute Nahrung; Angst vor Kälte und Verlangen nach Wärme; Glieder weich und kraftlos; lustloses Essen; blasse Zunge mit wenig Belag; langsamer Puls.

IV.6.10 Die Blase

Die wichtigste physiologische Funktion der Blase besteht in der Aufbewahrung und Ausscheidung des Urins, der nach Auffassung der antiken chinesischen Medizin *in ihr selbst* durch eine Art Destillierung der Nahrungsflüssigkeiten produziert wird. Diese Ansicht, der zweifellos mangelhafte physiologische Kenntnisse zugrundeliegen, ist heute revidiert.

Die wichtigsten in ihrem Bereich auftretenden Symptomatiken sind:

IV.6.10.1 Leere-Kälte-Erscheinungen

Häufiger Urinabgang, Harn kann nicht zurückgehalten werden, unwillkürlicher Harnabgang; blaße Zunge mit feuchtem Belag; versinkender und dünner Puls.

IV.6.10.2 Fülle-Hitze-Erscheinungen

Wenig Urin von rötlicher Farbe, der nur sehr schwer abgeht; Harn trübe und unklar, beim Urinieren Schmerzen im Penis, möglicherweise geronnenes Blut oder Körnchen im Urin; rötliche Zunge mit gelbem Belag; erregter Puls.

V Therapie

Wir haben in den Kapiteln über Yin, Yang und die »Fünf Elemente« viel über die Theorie der Therapiemethoden gehört, die von der traditionellen chinesischen Medizin entwickelt wurden. Eine auf die Gesamtheit des menschlichen Organismus ausgedehnte Harmonisierung der Energie oder übersinnlichen Kräfte zu erreichen, das ist das vornehmliche Ziel der traditionellen chinesischen Medizin. Wir haben dies schon an mehreren Stellen in diesem Buch gelesen.

So können wir in diesem Kapitel die Theorie etwas beiseite lassen und uns mit der Praxis beschäftigen: mit den Handtechniken zur Behandlung der An-mo-Punkte, mit den in manchen Fällen notwendigen Utensilien zur Punktbearbeitung und mit den möglichen Kombinationen der An-mo-Punkte bei den verschiedenen Krankheiten. Wir sollten aber nicht auf den Gedanken kommen, mit der Lektüre dieses Kapitels zu beginnen und auf

ein Studium der Theorie weitgehend zu verzichten, denn die verschiedenen Handtechniken, der Gebrauch gewisser Utensilien und die Kombinationsmöglichkeiten der An-mo-Punkte sind alle von der in den einleitenden Kapiteln ausgebreiteten Medizintheorie abgeleitet oder zumindest von ihr her zu begründen.

Die beste Vorgehensweise wird wohl der gefunden haben, der sich eingangs in die Medizinphilosophie vertieft und ihre Leitsätze und Begriffe in sich aufnimmt. Er mag sich dann, wenn er einen Kranken vor sich hat bzw. selber erkrankt ist, mehr an den in diesem Kapitel dargebotenen praktischen Hinweisen orientieren. Die in die chinesische Medizinphilosophie eingegossenen Wahrheiten und Weisheiten werden den Praktizierenden aber, wenn er sie wirklich verinnerlicht hat, an ein richtiges, dem speziellen Fall entsprechendes Behandeln heranführen.

V.1   Die Auswahl der An-mo-Punkte

Die Punktauswahlmethoden, die im folgenden aufgeführt werden, sind in gewisser Weise der Schlüssel zur erfolgreichen An-mo-Behandlung. Es widerspricht dem Geist der traditionellen chinesischen Medizin, sich auf irgendwelche starren Schemata bezüglich der Auswahl der Punkte festzulegen, denn die meisten in diesem Buch aufgeführten An-mo-Punkte haben ein breites Spektrum von Indikationen. Es gibt nicht *den* Punkt gegen Kopfschmerzen, *den* Punkt zum Schlankwerden. Aber es gibt verschiedene Punkte gegen die verschiedenen Arten von Kopfschmerzen und es gibt ver-

schiedene Punkte, die eine appetitzügelnde Funktion haben. Leider hat eine minderwertige Literatur über die sogenannte »Akupressur« auf diesem Gebiet viele falsche Hoffnungen geweckt, die die chinesische Medizin nicht so einfach erfüllen kann.

In der chinesischen Literatur werden verschiedene Punktauswahlmethoden beschrieben. Diese sind:

1. Auswahl der vom Krankheitsort entfernten Punkte entsprechend dem Meridianverlauf. Dazu ist es notwendig, mit Hilfe der im voran-

gehenden Kapitel beschriebenen Diagnosemethoden den Krankheitsort und den betroffenen Organmeridian aufzuspüren und entsprechend den Ergebnissen der Diagnose geeignete Punkte an Armen, Händen, Beinen und Füßen auszuwählen. Die Auswahl geschieht dann aufgrund der den An-mo-Punkten zuerkannten Indikationen.

2. Auswahl von Punkten, die in der Nachbarschaft des Krankheitsortes liegen.

Dabei soll man versuchen, die schmerzempfindlichsten Punkte in Nähe des Krankheitsortes herauszufinden. Man bediene sich eines Bambusstäbchens und taste damit die nahe am Krankheitsort liegenden An-mo-Punkte ab. Der oder die sensibelsten Punkte in dieser Region werden dann entsprechend behandelt. Wenn man den richtigen Punkt gefunden hat, wird die erste Reaktion des Behandelten in den meisten Fällen eine Schmerzreaktion sein.

3. Auswahl von Punkten entsprechend den Krankheitssymptomen.

Es gibt bestimmte Punkte, die von alters her bestimmten Symptomkomplexen zugeordnet werden. Man soll sich die Indikationen dieser Punkte gut einprägen, so wie sie in der anschließenden Übersicht beschrieben sind.

Husten: Lie-que (Lu 7), San-yin-jiao (Mi 6);
Schlaflosigkeit: Bai-hui (DM 20), Shen-men (H 7), San-yin-jiao (Mi 6);
Fieber: Da-zhui (DM 14), Qu-chi (Di 11), He-gu (Di 4);
Übelkeit, Erbrechen: Nei-guan (HB 6);
Schluckauf: Zu-san-li (Ma 36);
Bauchschmerzen: Tian-shu (Ma 25), San-yin-jiao (Mi 6), Zu-san-li (Ma 36), Qi-hai (RM 6);
Schweißausbrüche: Hou-xi (Dü 3);
Durchfall: Zu-san-li (Ma 36), Tian-shu (Ma 25), Qi-hai (RM 6);
Impotenz: Zhong-feng (Le 4), Guan-yuan (RM 4), San-yin-jiao (Mi 6);
Wadenkrämpfe: Cheng-shan (B 57);
Verstopfung: Tian-shu (Ma 25), Zu-san-li (Ma 36);
Menstruationsstörungen: San-yin-jiao (Mi 6).

4. Gemeinsame Anwendung der Shu- und der Mu-Punkte der Organe und Meridiane.

Bei der Beschreibung der Meridiane und ihrer An-mo-Punkte finden wir am Ende der Beschreibung des Meridianverlaufes eine Angabe, die sich auf die den Organen und Meridianen zugeordneten Shu- und Mu-Punkte bezieht. Betrachten wir diese beiden Punktgruppen etwas genauer, dann sehen wir, daß die Shu-Punkte alle auf dem Rükken liegen und dem Blasen-Meridian angehören, während die Mu-Punkte auf dem Bauch liegen und verschiedenen Meridianen angehören.

Die allgemeine Regel ist, daß man Shu-Punkte bei chronischen und akuten Krankheitsprozessen der betreffenden Organe mit Erfolg einsetzen kann, während die Anwendung der Mu-Punkte mehr oder weniger auf akute Krankheitsprozesse bzw. auf akute Schmerzzustände in den betreffenden Organen beschränkt ist.

In der Praxis der traditionellen chinesischen Medizin hat sich allerdings seit langem die *gemeinsame* Anwendung der Shu- und Mu-Punkte bewährt. So wird z. B. bei den verschiedensten Krankheitsprozessen, die innerhalb des Bereiches der Leber auftreten können, der entsprechende Shu-Punkt (B 18) und der entsprechende Mu-Punkt (Le 14) behandelt. Ähnliches gilt für die anderen Shu- und Mu-Punkte.

Die folgende Liste gibt Aufschluß über die Zugehörigkeit der Shu- und Mu-Punkte zu den Organen und ihren Meridianen.

Shu-Punkte	Organe/Meridiane	Mu-Punkte
B 13	Lunge/Lu	Lu 1
B 25	Dickdarm/Di	Ma 25
B 21	Magen/Ma	RM 12
B 20	Milz/Mi	Le 13
B 15	Herz/H	RM 14
B 27	Dünndarm/Dü	RM 4
B 28	Blase/B	RM 3
B 23	Niere/N	G 25
B 14	Herzbeutel/HB	RM 17
B 22	Drei-Erwärmer/DE	RM 5
B 19	Galle/G	G 24
B 18	Leber/Le	Le 14

Keine dieser vier genannten Punktauswahlmethoden sollte alleine und ausschließlich zur Anwendung kommen. Vielmehr hat sich eine kombinierte Auswahl der An-mo-Punkte eingebürgert, die sich aller dieser Auswahlmethoden bedient. Selbstverständlich wird immer die eine oder andere entsprechend den Symptomatiken und den Diagnosebefunden den Vorrang haben, doch darf man daraus nicht den Schluß ziehen, sich allein auf eine dieser Methoden festlegen zu wollen. Selbstverständlich eröffnen die Methoden 3 und 4 dem Anfänger gute Möglichkeiten, weil er sich an den betreffenden Tabellen orientieren kann. Doch ist hierzu zu bemerken, daß sich in vielen Fällen keine dauerhafte Heilung in der Beschränkung auf diese beiden Methoden erzielen läßt.

V.2   Die Utensilien

Um An-mo-Punkte zu praktizieren, braucht man außer kräftigen und geübten Fingern nur wenig äußere Hilfsmittel. Das ist ein großer Vorteil, den die chinesische Mikromassage verglichen mit der Akupunktur und Moxa (zhen-jiu) und der Kräutermedizin (Yao-yi) hat.

Eines dieser wenigen Hilfsmittel, dessen sich An-mo bedient, ist ein *Bambusstab*[48]. Dieser soll eine länge von etwa 15 bis 25 cm und einen Durchmesser von etwa 3 cm haben und soll mit einer Feile oder einem feinen Sandpapier an einer Seite konisch abgerundet sein. Der Bambusstab ist besonders geeignet für die Behandlung von Punkten mit kleinem Durchmesser, wie sie auf dem Schädel, am Gesicht und an Fuß- und Fingerspitzen zu finden sind.

Bei den großflächigen Punkten auf dem Bauch und am Rücken verwende man Hautöle, die die Haut schützen und die Wirkung der Massagen in gewisser Weise unterstützen. Dabei sind Rosmarinöl, Arnikaöl und Ingweröl dann anzuwenden, wenn man mit Hilfe der Massage eine anregende Wirkung erzielen möchte. Calendulaöl, sü-

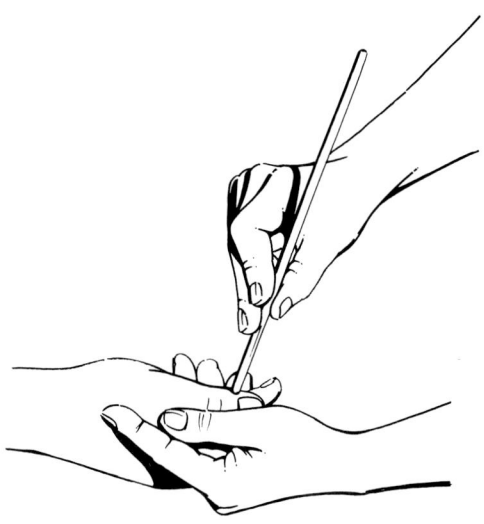

Behandlung von Punkt »Sha-shang« (Ln 11) mit dem Bambusstab.

ßes Mandelöl und Lavendelöl sind dann anzuwenden, wenn man eine beruhigende Massage durch die Einreibung mit einem Hautöl unterstützen will.

V.3   Die Handtechniken

In der chinesischen Literatur werden etwa zwanzig verschiedene Handtechniken genannt, von denen allerdings nur fünf bis zehn wirklich wichtig sind und häufig angewandt werden. Wir wollen im folgenden acht Handtechniken in Wort und Bild beschreiben.

Das »Drücken« (An)

eines An-mo-Punktes ist die am häufigsten angewandte Handtechnik. Dabei drückt der Behandelnde anfangs mit geringer Kraft auf den Punkt, verstärkt den Druck langsam, lockert wieder den Druck und hebt dann langsam den Finger. Das »Drücken« ist mit dem Daumen, dem Zeige- oder Mittelfinger durchzuführen. Es muß – den Umständen entsprechend – mehrere Male wiederholt werden.

Das »Reiben« (Mo)

wird gerne bei Flächenmassagen angewandt, besonders am Rücken oder in Gebieten, wo viele Punkte mit ähnlichen Indikationen auf kleinem Raum nebeneinanderliegen. Dabei verwendet man die Handballen. Man hebt die Finger leicht, drückt die Handballen auf das Punktgebiet und führt Reibebewegungen aus.

Von diesen beiden erstgenannten Methoden ist der Name der chinesischen Mikromassage abgeleitet. An-mo heißt also übersetzt »Drücken und Reiben« und bezeichnet zwei der wichtigsten Handtechniken.

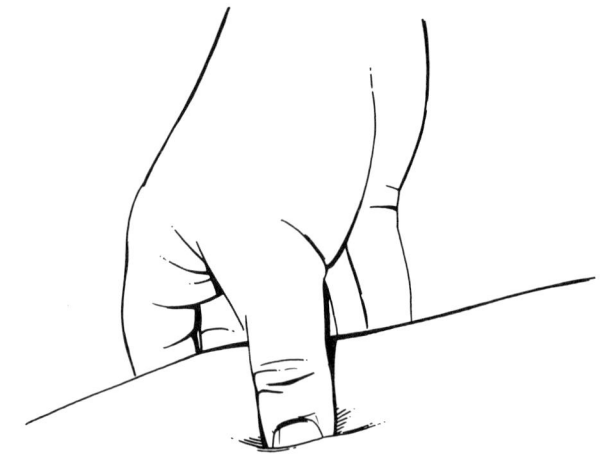

Das »Drücken« (An) von Punkt »Cheng-shan« (B 57) am Unterschenkel (Wade).

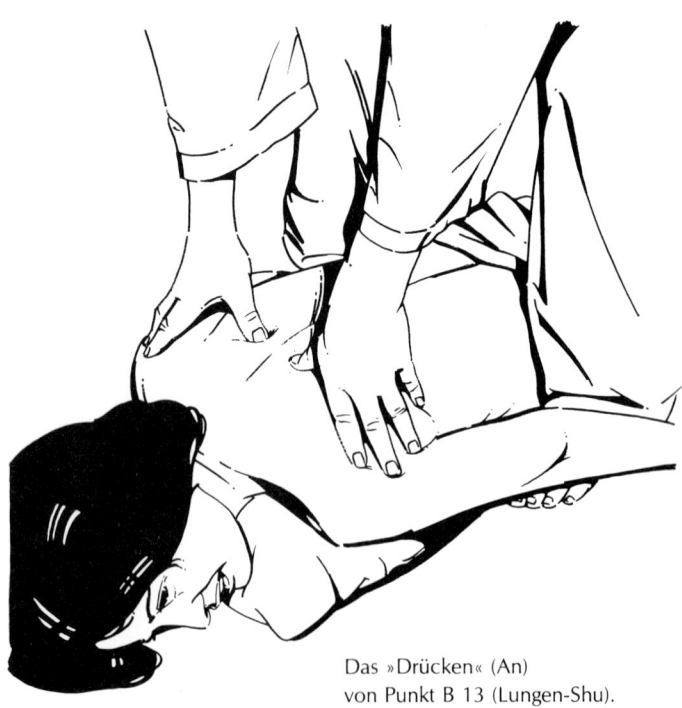

Das »Drücken« (An) von Punkt B 13 (Lungen-Shu).

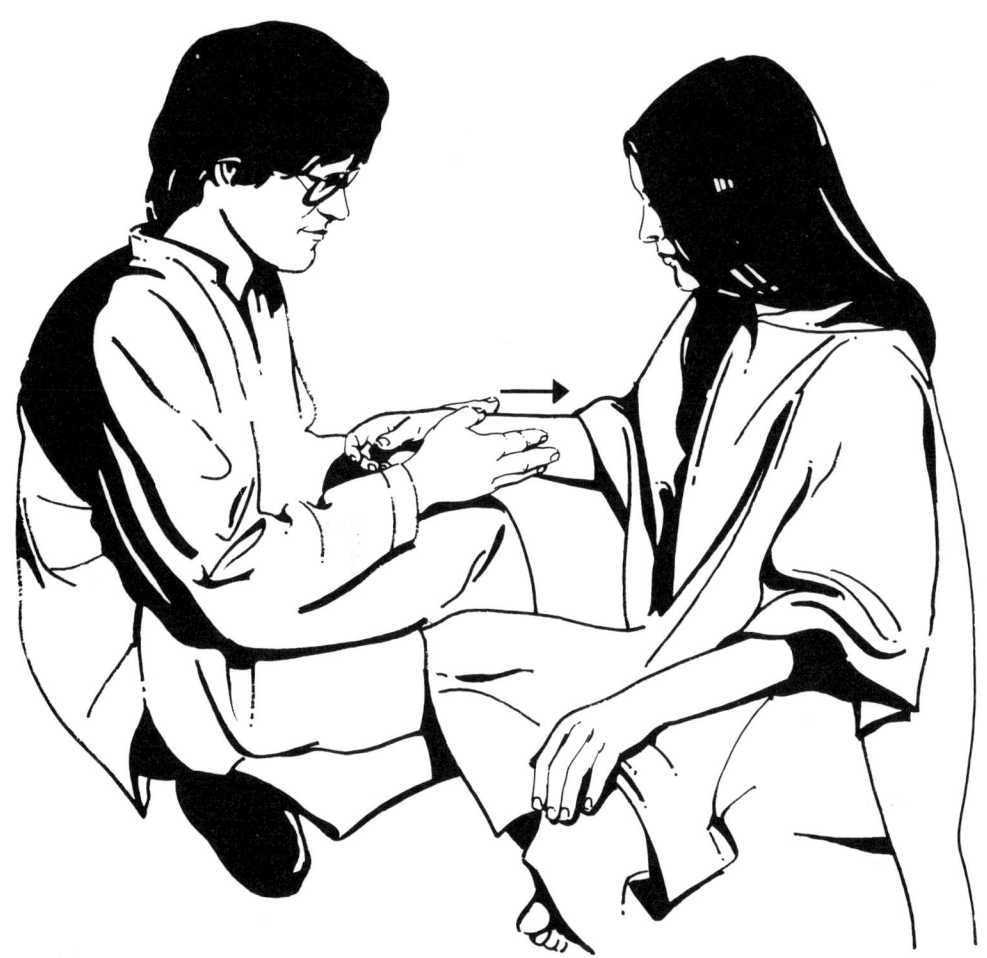

Das »Schieben« (Tui) des Lungen-Meridians am Unterarm (→ = Richtung des »Schiebens«).

Das »Schieben« (Tui)

findet besonders an den Händen und an den Unterarmen und am Unterschenkel Anwendung. Dabei hält der Behandelnde mit der linken Hand den Arm oder den Unterschenkel des Patienten und führt mit dem Daumen oder Zeigefinger Schiebebewegungen aus. Es gilt dabei die Regel, daß zum Rumpf gerichtetes »Schieben« stärkend und zu den Fuß- und Fingerspitzen gerichtetes »Schieben« schwächend auf den Meridian wirkt, auf dem sich der Punkt befindet. »Schieben« in abwechselnder Richtung wirkt dagegen »klärend«, d. h. harmonisierend auf die Meridianenergien.

Das »Greifen« (Na)

wird hauptsächlich mit dem Daumen ausgeführt, wobei der Zeigefinger als Stützelement fungiert. Man umgreife mit Daumen und Zeigefinger einen Körperteil, setze den Daumennagel auf den ausgewählten Punkt und übe von beiden Seiten abwechselnd starken Druck aus.

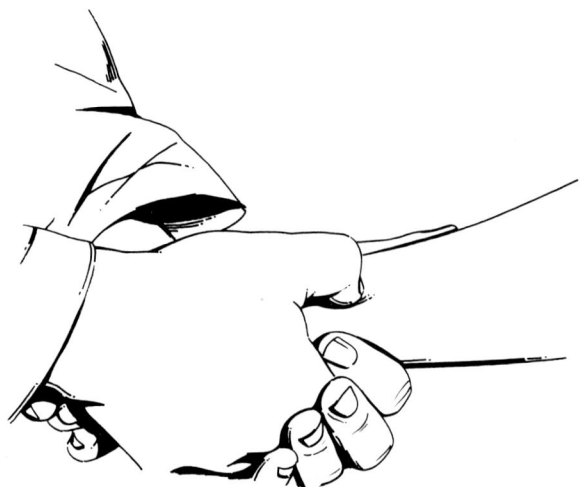

Das »Greifen« (Na) von Punkt Lie-que (Lu 7).

Von diesen beiden Handtechniken ist ein weiterer Name abgeleitet, der in der chinesischen medizinischen Literatur zur Bezeichnung der chinesischen Mikromassage häufig zu finden ist: Tui-Na. Dieser Begriff heißt übersetzt »Schieben und Greifen«.

Das »Kneifen« (Qia)

wird folgendermaßen ausgeführt: Der Behandelnde drückt entweder den Daumen- oder den Zeigefingernagel auf den ausgewählten Punkt oder kneift diesen gleichzeitig mit beiden Nägeln.

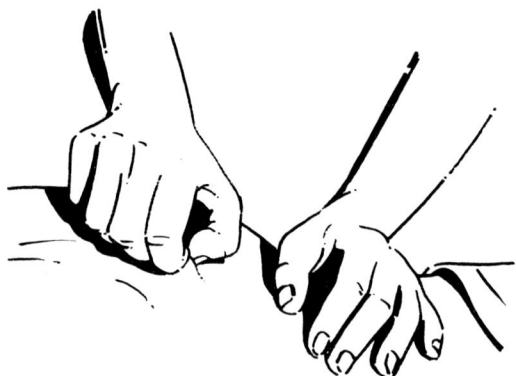

Das »Kneifen« (Qia) von Punkt Zhong-man (RM 12).

Das »Punktieren« (Dian)

geschieht in der Weise, daß der Behandelnde mit dem Daumen oder Zeigefinger auf dem ausgewählten Punkt Klopf- oder Stoßbewegungen ausführt. Der dafür gebrauchte Kraftaufwand richtet sich dach der Lage der Punkte und nach der Schwere des Falles.

Beim »Zwischen-den-Fingern-pressen« (Nie-ju) verweilt der Behandelnde auf einem ausgewählten Punkt, wobei er diesen mit den Daumen und Zeigefingern fest umfaßt. Er preßt den dazwischenliegenden Punkt rhythmisch.

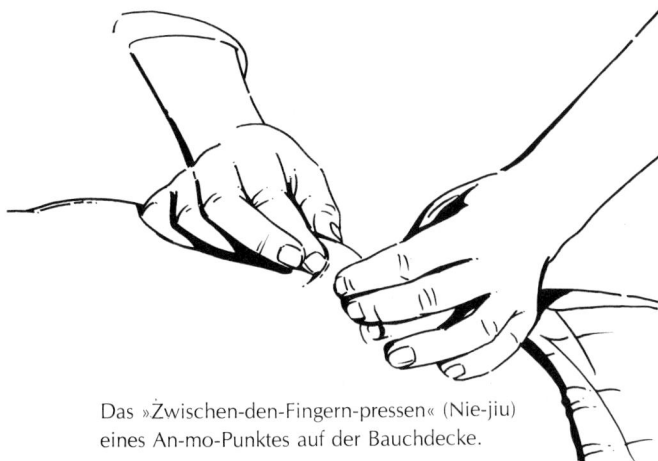

Das »Zwischen-den-Fingern-pressen« (Nie-jiu) eines An-mo-Punktes auf der Bauchdecke.

Beim »Drehen-mit-dem-Stäbchen« (Guai-che) faßt der Behandelnde das Stäbchen etwa in dessen Mitte mit dem Daumen, Zeige- und Mittelfinger und führt auf dem ausgewählten Punkt Drehbewegungen aus. Diese sollen in Einklang gebracht werden mit dem Atemrhythmus des Patienten. Die Regel ist, daß man beim Ausatmen Druck auf den Punkt ausübt und eine Drehbewegung vornimmt, die etwa 180 Grad umfaßt, während man beim Einatmen den Druck vermindert und die Drehbewegung rückwärts vollführt.

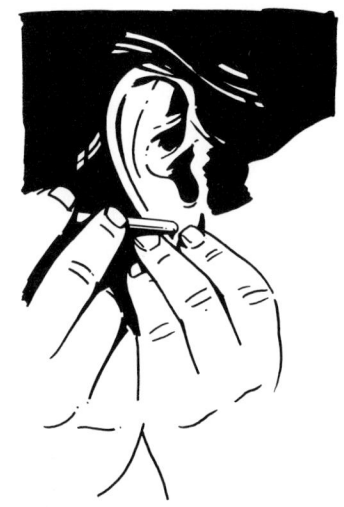

Das »Drehen...« (Guai-che) eines An-mo-Punktes am Ohr.

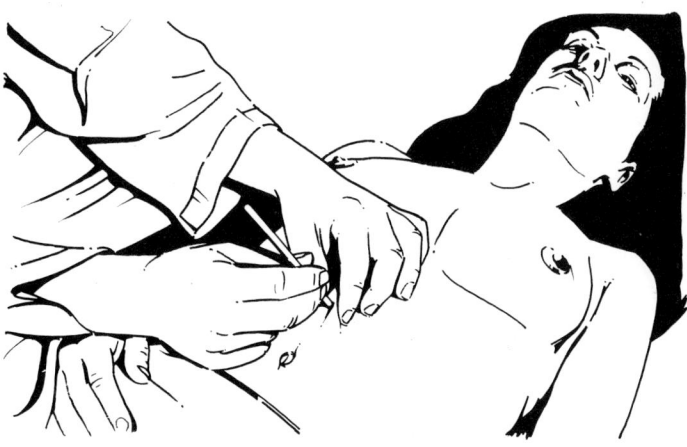

Das »Drehen...« von Punkt Zhong-wan (RM 12).

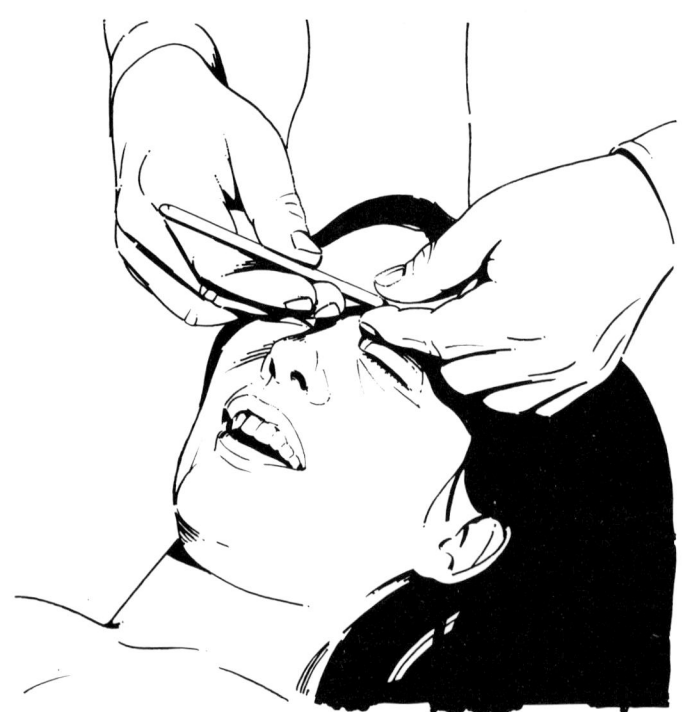

Das »Drehen...« von Punkt Zan-zhu (B 2).

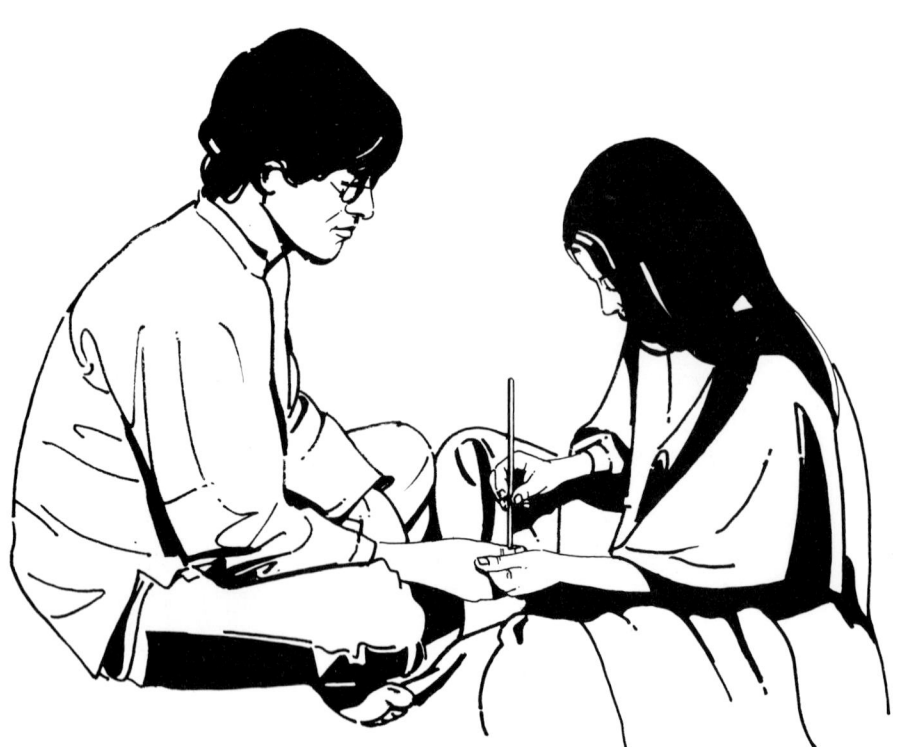

Das »Drehen...« von Punkt Shao-shang (Lu 11).

V.4 Behandlungsbeispiele

Die folgenden Beispiele für Behandlungen, die mit Hilfe der An-mo durchgeführt werden können, sollen mit Vorsicht aufgenommen werden. Auf keinen Fall soll man sich durch diese Anleitung dazu verleiten lassen, von den diagnostischen Methoden, wie sie im vorherigen Kapitel dargestellt sind, abzusehen und ausschließlich danach zu behandeln, was für Symptomatiken erkennbar sind. Wir haben schon auf die Gefahren eines solchen Vorgehens mehrfach hingewiesen.

Wir lassen es, was die therapeutischen Winke betrifft, nicht allein bei Angaben über die Auswahl der geeigneten Punkte bewenden, sondern geben noch in Stichworten an, durch welche Medikamentation die Behandlung des bestimmten Symptomkomplexes zu unterstützen ist. Wir glauben dies tun zu können, weil im asiatischen Bereich An-mo und auch Akupunktur und Moxa eng mit der Arzneiverordnung verbunden sind. In der traditionellen chinesischen Medizin gibt es nämlich eine Teildisziplin, die im Westen unzureichend mit dem Begriff »Kräutermedizin« umschrieben wird. Bei den meisten hier aufgeführten Symptomkomplexen wird zur Unterstützung der Massagen eine Yao (d. h. eine Arznei aus biogenen Heilmitteln) verordnet.

Leider kann man nur sehr wenige der dort verwandten Heilmittel (pflanzliche, tierische und mineralische Drogen) bei uns finden. Zudem werden in den Apotheken des deutschen und schweizer Raums keine chinesischen Medikamente angeboten, wenn man von den Ginseng-Präparaten einmal absieht. Dies macht es uns unmöglich, den chinesischen Traditionen auf dem Gebiete der Arzneiverordnung so ohne weiteres zu folgen.

Wir finden aber auch im europäischen Raum naturheilkundliche Disziplinen, die sich in der Art und Weise der Sicht der Krankheit und des kranken Menschen und den aus diesen Ansichten gezogenen therapeutischen Schlüssen durchaus mit der chinesischen Yao-xue, der Arzneimittellehre, vergleichen lassen. Es sind dies insbesondere die Homöopathie und die Kräuterkunde. Wir werden also im folgenden kurze, diesen beiden naturheilkundlichen Bereichen entnommene Hinweise anfügen.

Angstzustände, Depressionen

Shen-men H 7, Shu-Punkt des Herzens Xin-shu B 15;
Nei-guan HB 6;
Shi-xuan E 8;
Bai-hui DM 20.
Misteltee, bei Schlafstörungen Mistel-Baldrian-Tee, Aurum D 15 – D 30.

Augenerkrankungen, Sehfehler

Generelle Punkte:
»Auge« Ohr 21,
Cheng-qi Ma 1,
Yu-yao E 2,
Xuan-zhong G 39,
Tong-zi-liao G 1.
Bei Kurz- und Weitsichtigkeit und bei den verschiedensten Entzündungsprozessen im Bereich der Augen anzuwenden.
Sehfehler:
Zan-zhu B 2,
Si-zhu-gong DE 23.
Augenschmerzen:
Tai-yang E 3,
Yu-yao E 2.
Bei Bindehautentzündungen neben der Massage der generellen Punkte Kamillenumschläge.
Bei Kurz- und Weitsichtigkeit Umschläge mit Schachtelhalm.

Blasen-, Harnröhrenentzündung

Kun-lun B 60,
Tai-xi N 3,
Zhong-ji RM 3,
dazu Pang-guang-shu B 28 (Shu-Punkt der Blase).
Heiße Wickel mit Ingwerpulver in Blasengegend. Blasentee. Apis D 3 bis D 6 und Belladonna D 6 bis D 12.

Durchfall, akut und chronisch

Zu-san-li Ma 36,
Tian-shu Ma 25,
Qi-hai RM 6,
dazu Xiao-chang-shu B 27 und Da-chang-shu B 25
(Shu-Punkte des Dünn- und Dickdarms).
Arsenicum album D 6 (ausgesprochen wirksam,
stoppt Durchfälle oft in ein paar Stunden).

Epilepsie

Ren-zhong DM 26,
Shen-men H 7,
Shen-men (Ohr) Ohr 28,
Shi-xuan E 8,
dazu Xin-shu B 15 (Shu-Punkt des Herzens, besonders prophylaktisch vor bevorstehendem Anfall).
Bei Anfall:
Ju-jue RM 14 und
Ren-zhong DM 26
mit Stäbchen oder spitzigem Gegenstand und starkem Druck. Misteltee. Regelmäßig Schwitzbä-
der mit Lavendelblüten. Belladonna D 6 (mor-
gens) und D 30 (abends).

Erbrechen

Zu-san-li Ma 36,
Ban-men E 5,
»Magen« Ohr 4,
Nei-guan HB 6,
dazu Wei-shu B 32,
San-jiao-shu B 22 (Shu-Punkte des Magens und
Dreifachen Erwärmers) und
Zhong-wan RM 12 (Mu-Punkte des Magens).
Kamillentee, schluckweise. Wegwartetee.
Nux vomica D 5 und D 6.

Fieber, Schüttelfrost

Qu-chi Di 11,
Da-zhui DM 14,
Shen-men (Ohr) Ohr 28,
Wai-guan DE 5.
Nach Krankheitsort suchen und entsprechende
Punkte mitbehandeln.
Kalte Wadenwickel mit Essig. Fliederblütentee,
kühler Lindenblütentee.
Argentum nitricum D 6.

Furunkel

Ling-tai DM 10,
Tai-xi N 3,
»Endokrine Drüsen« Ohr 18,
dazu Shen-shu B 23 (Shu-Punkt der Niere) und
lokale Punkte in der Nähe der Furunkel.
Einreibungen mit 10%iger Bingelkraut-(Mercuria-
lis-)essenz, Blutreinigungstee.
Vorübergehend eiweißarme, in schweren Fällen
eiweißlose Diät.
Hepar sulf. D 3 bis D 6.

Gallenerkrankung

Generelle Punkte:
Xuan-zhong G 39,
»Galle« Ohr 10,
dazu Gan-shu B 19 (Shu-Punkt der Galle).
Gallenkolik:
Ri-yue G 24 (Mu-Punkt der Galle).
Fettarme Diät, ½ Teelöffel Curcumapulver vor den
Mahlzeiten.
Chelidonium D 6 bis D 8.

Gelenkrheumatismus

Tai-xi N 3, Shu-Punkt der Nieren Shen-shu B 23;
Kun-lun B 60;
Fingergelenke: Zhi-gen E 9;
Schultergelenke: Jian-zhong Dü 15, Ju-gu Di 16;
Knie: Wei-zhong B 40;
Ellenbogen: Qu-chi Di 11. Heiße Umschläge mit
    20%iger Arnikaessenz, Birkenblättertee oder
    Birkenelexier. Allium Cepa D 3 bis D 10 (dil.).
    Wichtig: Salz- und eiweißarme Diät!

Gesichtslähmung

He-gu Di 4,
Yang-bai G 14,
Da-ying Ma 5,
Ying-xiang Di 20,
dazu entsprechend der Symptome lokale Punkte
    anwenden.

Heuschnupfen

Generelle Punkte:
Lie-que Lu 7,
Ying-xiang Di 20,
Yang-bai G 14,
Tong-zi-liao G 1,
Ying-tang E 1,
»Shen-men« (Ohr) Ohr 28,
dazu Fei-Shu B 13 (Shu-Punkt der Lunge).
Kamillenumschläge um die Augen. Eiweißarme
    Diät.
Arsenicum album D 10 (bei Fließschnupfen), Aci-
    dum Formicum D 3/4 oder Urtica urens D 3.

Husten, akute und chronische Bronchitis

Generelle Punkte:
Lie-que Lu 7,
Zhong-fu Lu 1,
»Lunge« Ohr 12,
He-gu Di 4,
dazu Fei-shu B 13 (Shu-Punkt der Lunge) und
    Flächenmassage der Brustregion.
Hustenanfälle:
Ban-men E 5.
Fieber:
Da-zhui DM 14.
Chronisch:
Shan-zhong RM 17.
Einreibungen mit Eukalyptusöl. Angelikaabko-
    chung mit etwas Süßholz.
Aconit D 4 bis D 6. Chronisch: Ipecacuanha D 4
    (zum Lösen). Reizhusten: Hyosciamus D 3 (dil).

Impotenz

Tai-xi N 3,
San-yin-jiao Mi 6,
Guan-yuan RM 4,
Zhong-feng Le 4,
»Dreifacher Erwärmer« Ohr 17,
dazu Shen-shu B 23 (Shu-Punkt der Niere).
Tee von Ginsengwurzelpulver oder Ginsengex-
    trakt.[50]

Ischiasschmerzen

Da-chang-shu B 25,
Cheng-shan B 57,
Yao-bu Ba-xue E 14,
»Lenden« Ohr 27,
»Shen-men« Ohr 28,
dazu lokale Schmerzpunkte in der Gegend der
    unteren Lendenwirbel und im Verlaufsgebiet
    des Ischiasnerv suchen.
Heiße Arnikakompressen auf die Lenden, Abrei-
    bungen mit Arnikatinktur an den Beinen.
Arnika Rad. D 6.

Kopfschmerzen

(nach organischen Ursachen suchen)
Generelle Punkte:
He-gu Di 4,
Kun-lun B 60,
Nei-guan HB 6,
Feng-chi G 20.
Stirn: Yang-bai G 14,
Yang-bai G 14,
Yin-tang E 1.
Schläfen, Schädelseiten:
Tai-yang E 3,
Wai-guan DE 5.
Schädeldecke:
Bai-hui DM 20.
Hinterkopf:
Feng-fu DM 16,
Feng-chi G 20.
Abkochung von Angelika. Kalte oder kühle Kopf-
wickel.
Belladonna D 20 bis D 30, (dil.)

Kreislaufstörungen

Nei-guan HB 6,
Qu-ze HB 3,
Shao-hai H 3,
dazu Xin-bao-shu B 14 (Shu-Punkt des Herzbeu-
tels).
Kalte Hände:
Lao-gong HB 8.
Kalte Füße:
Yong-quan N 1. Mehrmals täglich Misteltee. Ros-
marinbäder an Händen und Füßen, so heiß wie
möglich.
Skorodit D 10.

Lendenschmerzen

Shen-shu B 23,
Wei-zhong B 40,
Yao-bu Ba-xue E 14,
dazu lokale Schmerzpunkte. Wirbelsäule über-
prüfen.
Heiße Arnikakompressen.

Magenerkrankungen

Zu-san-li Ma 36,
Nei-guan HB 6,
Ban-men E 5,
dazu Wei-shu B 21 (Shu-Punkt des Magens) und
Zhong-wan RM 12 (Mu-Punkt des Magens).
Magenkrämpfe:
Zhong-wan RM 12.
Sekretionsstörungen:
San-yin-jiao Mi 6.
Kamillentee. Enzianabkochung (nicht zu stark und
nicht bei nervösen Symptomatiken). Diät, Lang-
sam und gut kauen.
Nux Vomica D 5/6 (dil.). Bei Magenkrämpfen Cu-
prum D 6 bis D 8.

Mandelentzündung

Lie-que Lu 7, bei starkem Fieber Qu-chi Di 11;
He-gu Di 4, bei Husten Fei-shu B 13;
Tian-zhu DM 14, Ohrpunkt Shen-men, Ohr 28.
Halswickel mit Eukalyptusabsud oder -paste; Bella-
donna D 6, D 12, D 30.

Menstruationsstörungen

San-yin-jiao Mi 6,
Tai-bai Mi 3,
Yong-quan N 1,
Zhong-ji RM 3,
Guan-yuan RM 4,
Shi-men RM 5,
»Vegetativum« Ohr 29,
»Uterus« Ohr 30,
dazu Shen-shu B 23 (Shu-Punkt der Niere und Pi-
shu B 20 (Shu-Punkt der Milz).
Tormentilla D 15 oder D 20.

Nackensteifheit, -schmerzen

Feng-chi G 20,
Ju-gu Di 16,
Jian-zhong Dü 15,
»Nacken« Ohr 24,
Ba-yao E 13.

Nierenentzündung

Tai-xi N 3,
Guan-yuan RM 4,
San-jiao-shu B 22,
dazu Shen-shu B 23 (Shu-Punkt der Niere) und
    Jing-men G 25 (Mu-Punkt der Niere).
Heißer Umschlag mit Ingwerpulver. Nieren-Bla-
    sen-Tee, Hopfentee.
Chronisch: Aurum jodatum D 6 bis D 6.

Ohrenerkrankung, Taubheit

Wai-guan DE 5,
Zhong-shu DE 3,
Ting-hui G 2,
He-gu Di 4,
dazu San-jiao-shu B 22 (Shu-Punkt des »Dreifa-
    chen Erwärmers«) und »Ohr« Ohr 22.
Ohrenentzündung: Belladonna D 20.
Schwerhörigkeit, Taubheit: Arnika D 20.

Rheuma, rheumatische Muskelschmerzen

Tai-xi N 3,
Lin-qi G 41,
Kun-lun B 60,
Wai-guan DE 5,
dazu Shen-shu B 23 (Shu-Punkt der Niere) und
    Pang-guan-shu B 28 (Shu-Punkt der Blase).
Arm, Schultergelenk:
Qu-chi Di 11,
Ju-gu Di 16.
Oberschenkel, Wade:
Wei-zhong B 40,
Cheng-shan B 57.

Heiße Arnikaumschläge. Ableitender Nieren-Bla-
    sen-Tee.
Mercurius D 3/4.

Schlafstörungen, Schlaflosigkeit

Shen-men H 7,
Bai-hui DM 20,
Tai-xi N 3,
Qi-hai RM 6,
dazu Xin-shu B 15 (Shu-Punkt des Herzens).
Absud aus Mistel und Baldrian im Verhältnis 2:1.
Zincum valerianicum D 3 bis D 5.

Verstopfung

Zu-san-li Ma 36,
Tian-shu Ma 25,
Shi-men RM 5,
Qi-hai RM 6,
»Dickdarm« «Ohr 6,
dazu Da-chang-shu B 25 (Shu-Punkt des Dick-
    darms).
Starker Absud von Rheum off. (kurzfristig). Abführ-
    tee. Nahrungsumstellung.
Opium D 30.

Zahnschmerzen

Shang-yang Di 1,
He-gu Di 4,
Quan-liao Dü 18.
Oberkiefer:
Quan-liao Dü 18,
Ren-zhong DM 26,
dazu »Zahnschmerz« I Ohr 19.
Unterkiefer:
Cheng-jiang RM 24,
Chia-cheng-jiang E 4,
dazu »Zahnschmerz« II Ohr 20.

VI Eigenerfahrung im meditativen Lernen

Wir leben mit unserem Bewußtsein im physischen Körper. Dies ist für uns moderne Menschen eine Tatsache, die wohl niemand ernsthaft in Zweifel ziehen will. Die leibliche Existenz ist die Voraussetzung, auf der sich unsere Selbstwahrnehmung und die Wahrnehmung der Dinge und Wesen der Außenwelt gründet. Wir können sie als gegeben bezeichnen, als Voraussetzung, die wir nicht durch irgendeine bewußte Tätigkeit entwickeln müssen. Wir finden sie vor als den bedeutsamsten existentiellen Bewußtseinsinhalt: die Selbstwahrnehmung.

Wir haben in den vorangehenden Kapiteln von Kraftzusammenhängen gelesen, die nicht physischer Natur sind. Wir erinnern uns: Sie werden als nicht greifbar, nicht wägbar und nur in ihren Wirkungen auf Physisches als sinnlich erfahrbar und meßbar beschrieben. Wir haben gelesen, daß sie von den chinesischen Medizinphilosophen als ebenso real und gegeben angesehen wurden, wie für uns moderne Menschen der eigene physische Körper und die sinnlich wahrnehmbaren Dinge und Wesen der Außenwelt naturgegebene Realitäten sind. Nicht als außer- oder übernatürliche Kraftzusammenhänge wurden sie von den alten Chinesen angesehen, sondern als mitten im Naturgeschehen wirkende Kräfte.

Zu Anfang können wir nichts anders tun, als das über die energetischen Zusammenhänge im menschlichen Körper Geschriebene rein verstandesmäßig in uns aufzunehmen. Weil diese Zusammenhänge zu vielen unserer stark materialistisch geprägten Bewußtseinsinhalten in Widerspruch stehen, bleibt uns zuerst gar nichts anderes übrig, als uns verstandesmäßig in dieses Gebiet hereinzuarbeiten, denn jedes andere Herangehen an diese unserem modernen Bewußtsein fremden Zusammenhänge würde die Gefahr des Absinkens ins Illusionäre und Phantastische mit sich bringen. Bleiben wir aber auf der Stufe des rein intellektuell-verstandesmäßigen Erfassens stehen, dann hinken wir sozusagen immer einen Schritt hinter einem bedeutsamen Teil unserer inneren Wirklichkeit hinterher. Durch einen meditativen Lernprozeß, wie er im Folgenden beschrieben wird, können wir über diesen Teil der menschlichen Wirklichkeit lebendige Erkenntnisse gewinnen.

Zu dieser Eigenerfahrung führt eine dreifache methodische Stufenleiter, die der Autor in mehreren Jahren Selbstexperiment und Kurstätigkeit erprobt hat und von jedem zu begehen ist. Sie nimmt von dort ihren Ausgang, wo wir als moderne Menschen mit unserem Bewußtsein stehen: vom physischen Körper. Was wir zuerst machen müssen, ist die Wirkung der Energien auf unseren physischen Wahrnehmungsapparat zu beobachten.

Übung 1

Wir setzen uns auf ein Kissen oder auf einen Stuhl (nicht anlehnen), richten unsere Wirbelsäule zu einer geraden Haltung auf, lassen den Kopf leicht nach vorne fallen, öffnen den Mund ein wenig und machen einige vertiefte, wenig verlangsamte Atemzüge. Wir atmen durch die Nase ein und durch den leicht geöffneten Mund aus.
Weil wir zum ersten Mal eine Punkterfahrung machen, wählen wir einen leicht auffindbaren Akupunkt an der Handaußenseite aus, der sehr energetisch ist und sich ohne große Veränderungen der Körperhaltung bearbeiten läßt, am besten den Punkt Di 4.

Jetzt versuchen wir, den Punkt sicher mit der Daumenkuppe in den Griff zu bekommen. Ist uns dies gelungen, machen wir wieder einige vertiefte Atemzüge, ohne allerdings die Daumenkuppe vom Punkt wegzubewegen.

Jetzt drücken wir beim Ausatmen auf den Punkt und verringern beim Einatmen die Druckintensität. Diese Tätigkeit – Druckverstärkung beim Ausatmen und Druckverringerung beim Einatmen – wiederholen wir solange, bis in uns das Gefühl aufkommt, wir hätten die Erfahrung an Punkt Di 4 ausgeschöpft. Währenddessen beobachten wir, was sich in unserem Körper als energetische Wirkung abspielt.

Anschließend lassen wir diese Übung durch einige bewußt tiefgeführte Atemzüge ausklingen.

Wenn wir diese Übung in einer Gruppe machen, ist es selbstverständlich, daß wir uns anschließend darüber aussprechen. Dies ist eine große Hilfe zur verstandesmäßigen Erfassung und Verarbeitung unserer Erfahrungen.

Schwierig wird es dann, wenn man diese oder andere Übungen ähnlicher Art für sich alleine macht. Man muß dann zu einer Methode der gedanklichen Erfassung und Durcharbeitung des Erfahrenen kommen, die man für sich selbst tätigen kann, ohne das Korrekturelement des Gruppenleiters oder der anderen Gruppenteilnehmer zur Seite zu haben. Der eine wird eher dazu geneigt sein, seine Erfahrungen zu Papier zu bringen, der andere wird sie lieber nocheinmal gefühlsmäßig oder gedanklich durchspielen. Hier muß der einzelne zu der ihm entsprechenden Arbeitsweise finden. Ein allgemeingültiges Rezept läßt sich dafür nicht verordnen.

Es empfiehlt sich, Übungen dieser Art am selben Punkt zu verschiedenen Tageszeiten an verschiedenen Tagen durchzuführen. Wir werden die Erfahrung machen, daß die energetische Wirkung der Punkte immer, wenn oft auch nur in Nuancen, verschieden ist. An einem Tag wird das Erlebnis des Punktschmerzes alle anderen Erfahrungen überlagern. Am anderen Tag wird eine Wärmeausstrahlung, an wieder einem anderen eine feine, quasi-elektrische Erfahrung überwiegen. Auch wenn man eine derartige Übung im engen Zeitab-stand einer Viertelstunde zweimal am selben Punkt ausführt, wird man feststellen müssen, daß die Erlebnisse jedesmal verschieden sind.

Dies führt uns zum lebendigen Erkennen einer bedeutsamen Aussage der chinesischen Medizintheorie: daß die Energien sich in beständigem Fluß befinden, von Punkt zu Punkt, von Meridian zu Meridian, von Organkraftfeld zu Organkraftfeld. Wir können dann ahnen, daß es beinahe unmöglich ist, die Anforderungen der modernen physischen Naturwissenschaften (Exaktheit, Nachprüfbarkeit, Objektivität) eindeutig auf die chinesische Energetik anzuwenden.

Die zweite und dritte Stufe der Eigenerfahrung bezieht in unterschiedlichem Maß eine Kraft in die Übungen ein, die aufgrund unserer intellektualistischen Schulerziehung nur von wenigen Zeitgenossen als lebendige Kraft erlebt werden kann: die Kraft des Denkens. Genauer gesagt: die Kraft des imaginativen Denkens. Sie nimmt ihren Ausgang von der bildlichen Vorstellung eines Meridians. Sie hat zum Ziel, eine lebendig-wahrnehmende Erfahrung durch die gedankliche Konzentration auf das Verlaufsbild des Meridians beim Übenden entstehen zu lassen.

Die Übung 2 beginnt wieder mit der physischen Beeinflussung eines oder mehrerer Akupunkte. Wir bearbeiten aber den Punkt nur kurzzeitig und versuchen darauf, die Energie der Meridiane und seiner Punkte durch Gedankenkonzentration zu bewegen.

Bevor man mit dieser Übung beginnt, sollte man sich gute Kenntnisse über den Meridianverlauf erworben haben. Man sollte sich den Verlauf des Meridians, dessen Punkte man während der Übung beeinflussen will, genau eingeprägt haben, denn man kann unmöglich aus der Situation der Nichtkenntnis heraus zu wirklichen Eigenerfahrungen des Meridiansystems kommen. Illusionäre und unwirkliche Wahrnehmungen wären die notwendige Folge.

Übung 2

Wir beginnen wie bei Übung 1, setzen uns, richten die Wirbelsäule auf und atmen ruhig und vertieft.

Wir wählen uns wieder einen Punkt aus, am besten den Anfangspunkt eines Meridians, z. B. Di 1. Wir drücken Di 1 kurz und kräftig mit dem Bambusstäbchen und legen dieses dann beiseite.

Jetzt versuchen wir mit geschlossenen Augen, unsere Konzentration auf den Punkt zu richten. Der Nachschmerz am Punkt, der im allgemeinen noch eine halbe Minute anhält, ist uns dabei eine Hilfe.

Nun versuchen wir, unsere Konzentration auf die Verlaufsbahn des Di-Meridians zu lenken. Wir konzentrieren uns anfangs am besten auf einen kurzen Streckenabschnitt, z. B. von Di 1 bis Di 4 und achten auf etwaige energetische Wahrnehmungen.

Dann drücken wir kurz und kräftig Di 4 mit der Daumenkuppe und verfolgen den Streckenabschnitt Di 4 bis Di 11 (am Ellenbogen). Wir setzen diese Übung fort bis zum Endpunkt des Meridians.

Wir können mit solcherlei Übungen die Meridiane von ihrem Anfangs- bis zu ihrem Endpunkt und in umgekehrter Richtung kennenlernen oder uns mit einigen besonders wichtigen Streckenabschnitten derselben vertraut machen.

Es wird den Übenden überraschen, daß dabei nach kurzer Zeit Empfindungen auftreten, die denen ähnlich sind, die wir durch physische Punktbeeinflussung erzielen können. Sie unterscheiden sich allerdings von letzteren dadurch, daß sie von feinerer Natur sind. Sie setzen viel Erfahrung in Übungen wie der als Übung 1 beschriebenen voraus. Energieempfindung, Punkt- und Meridiansensibilität müssen vorher geschult sein, will man auf dieser Stufe wirkliche Wahrnehmungen machen.

Auf der dritten Stufe der Übungsleiter wird von jeglicher physischer Beeinflussung der Meridiane und Punkte abgesehen. Eine rein geistig-gedankliche Beeinflussung der Punkt- und Meridianenergien wird versucht.

Übung 3

Wir beginnen wir bei Übung 1 und 2, nehmen uns aber bedeutend mehr Zeit, uns zu beruhigen und meditativ zu stimmen. Wir versuchen zuerst, ruhig ein- und auszuatmen. Dabei soll das Ausatmen die doppelte Zeit des Einatmens beanspruchen. Nach dem Ausatmen machen wir eine Atempause und versenken uns in das Wort »Ruhe«.

Wenn wir innere Ruhe spüren, versuchen wir, unsere Aufmerksamkeit auf einen Akupunkt zu lenken, am besten auf Di 1. Wir versenken uns in den Namen des Punktes, wie wir uns vorher in das Wort »Ruhe« versenkt hatten. Wir lassen, ohne die Stimmbänder zu betätigen, den Punktnamen »Shang-Yang« (Beratendes Yang) in uns sprechen und konzentrieren uns auf den Punktort am Zeigefinger. Anschließend versuchen wir, ein Bild von der Verlaufsbahn des Dickdarm-Meridians in uns entstehen zu lassen. Zuerst beschränken wir uns auf einen kurzen Streckenabschnitt, z. B. von Di 1 bis Di 4.

In ähnlicher Weise konzentrieren wir uns dann auf den Punkt Di 4 »Hegu« (Tal der Vereinigung) und verfolgen den Streckenabschnitt D 4 bis D 11. Wir setzen diese Übung fort bis zum Endpunkt des Meridians.

Auch bei dieser Übung werden wir energetische Wahrnehmungen machen, die denen aus Übung 1 und 2 ähnlich sind, nur sind sie noch feiner. Es erfordert lange Übung hinsichtlich der Sensibilität für die Punkt- und Meridianenergien, will man solche Erfahrungen machen. Hinzuzufügen ist noch, daß man mit Übung 3 erst dann beginnen sollte, wenn man sich in den beiden ersten Übungen weitgehend sicher ist.

Wir sehen, daß ein stufenartiger Aufbau notwendig ist für ein Sich-Vertiefen in die energetischen Zusammenhänge, die nach Auffassung der traditionellen chinesischen Medizin Grundlage des menschlichen Lebens sind. Für den einen mag es leicht sein, sich mit dem empfindenden Bewußtsein in diese Zusammenhänge hereinzuleben, für einen anderen mag es unmöglich sein, bei Übungen wie Übung 1 überhaupt etwas zu empfinden.

Der Autor hat in Kursen und bei Behandlungen festgestellt, daß die Menschen in verschiedenem Maß sensibel sind für die Empfindung der Energien. Eine Regel scheint zu sein, daß Menschen von zarter, asthenischer Konstitution sensibler sind als andere von gedrungenem, pyknischem Körperbau. Wie jede Regel, so hat selbstverständlich auch diese ihre Ausnahmen.

Ich kenne allerdings keinen Menschen, der nicht, wenn der Wille, Erfahrungen auf diesem Gebiet zu machen, stark genug ist, auch energetische Erfahrungen machen kann. Oft war es bei meinen Wochenkursen so, daß mehrere Teilnehmer während der ersten zwei oder drei Tage nichts oder nur sehr wenig an den An-mo-Punkten an energetischen Sensationen verspürten. Gegen Ende des Kurses hatten sie sich dann aber doch »mit Leib und Seele« in diese Erfahrungen hineingelebt.

Es soll sich also niemand entmutigen lassen, wenn sich das Tor zu diesem neuen Erfahrungshorizont nicht sofort und von alleine auftut.

Anmerkungen

1 *Huang-di Nei-jing-Su-Wen.* In Dialogform aufgebaut, besprechen in diesem Klassiker der »Gelbe Kaiser« und sein Leibarzt die grundlegenden Lehren und die Methoden der chinesischen Medizin. Abegkürzt wird dieser Text das *Su-Wen* genannt.

2 *Wen Zi.* Kap. 6. Ein philosophisch-kosmologischer Text aus dem 4. Jahrhundert n. Chr.

3 *Su-wen,* op. cit., Kapitel 68.

4 Nguyen Van Ghi, Pathogenese ..., op. cit., Bd. 1, S. 83.

5 ebenda, S. 84.

6 *Su-wen,* op. cit., Kap. 5.

7 ebenda

8 Claus C. Schnorrenberger: *Lehrbuch der chinesischen Medizin.* Op. cit., S. 61.

9 *Zhou-li,* op. cit., Kap. 12.

10 *Su-wen,* op. cit., Kap. 67.

11 *Su-wen,* op. cit., Kap. 3, 4, 5, 66, 67 u. a.

12 Siehe Wang Bing: Kommentar zum *Su-wen,* op. cit., Kap. 67.

13 Nguyen Van Ghi, *Pathogenese.* Op. cit., Bd. 1, S. 31.

14 Speicher- und Hohlorgane sind im Abschnitt »Die Organe«, siehe Seite 31, eingehender erläutert.

15 Siehe Nan Jung: *Buch der Schwierigkeiten.* Op. cit., Kap. 4.

16 ebenda, Kap. 61, zitiert nach Claus C. Schnorrenberger: *Lehrbuch der chinesischen Medizin,* op. cit., S. 71/72.

17 Ein Organ (in Ableitung vom griechischen Wort οργανον= Werkzeug) wird in der westlichen Medizin folgendermaßen definiert: »... aus einer einzigen Zelle, aus Zellverbänden oder verschiedenartigen Geweben bestehende Körperbestandteile vielzelliger Lebewesen, die eine der höheren Einheit des Organismus untergeordnete Einheit von bestimmter Form, innerer Gestaltung und Funktion darstellen.« (Guttman-Marle: *Medizinische Terminologie,* op. cit., S. 810, Stichwort »Organ«). Dieser Definition ist unschwer zu entnehmen, daß ihr eine physische Auffassung vom Organismus und seinen Organen zugrundeliegt.

18 Bei näherer Betrachtung erweist sich die Unterscheidung in Naturwissenschaftler, Philosophen und Mystiker als künstlich und weitgehend überflüssig, denn die Schöpfer der klassischen chinesischen Schriften über Medizin und Medizintheorie waren nicht ausschließlich Ärzte, Naturwissenschaftler oder sonstwie einseitig spezialisiert. Sie waren, dem damaligen Wissenshorizont entsprechend, universal gebildete Persönlichkeiten: Ärzte, Astrologen, Kosmologen, Naturwissenschaftler und Mystiker *in einem.* Mystik war für sie eine Art Wissenschaft vom Geiste.

19 Ling-shu Jing. op. cit., Kap. 12, S. 74. Während man wohl bis zur Bestimmung der Blutbeschaffenheit durch Sinnenbeobachtung gelangen kann, erfordert die Beurteilung der Energie- und Blutverhältnisse auf den Meridianen mit Sicherheit hellsichtige Fähigkeiten.

20 Gerade im Zusammenhang mit dem, was in einer hellsichtigen Schau erfahrbar ist, erweist sich die exakte, vorurteilslose, gedankliche Durcharbeitung des Erkannten als beste Hilfe, dem Erkennenden das Erkannte durchsichtig zu machen. Demgegenüber ist ein Sich-Flüchten in die Gefilde eines vorwiegend gefühlsmäßigen Erfahrens geistiger Zusammenhänge allzuoft Ausdruck eines nur scheinbaren Erkennens oder des Sich-Vorspiegelns einer Schein-Wirklichkeit. Hier waren die Schöpfer der chinesischen Medizintheorie sehr problembewußt.

21 *Su-wen,* op. cit., Kap. 67.

22 *Su-wen,* op. cit., Kap. 5.

23 *Ling-shu,* op. cit., Kap. 30.

24 Quecksilbersulfid, einzige ungiftige Quecksilberverbindung.

25 Es gibt viele chinesische Zeichen, die aus polaren, entgegengesetzt-komplementären Bestandteilen gebildet werden, weil, der Yin-Yang-Philosophie folgend, die Dinge erst in ihrem Gegenteil vollständig begriffen werden können.

26 *Ling-shu,* op. cit., Kap. 10.

27 *Ling-shu,* op. cit., Kap. 8.

28 Bei dem für *Shen* verwandten chinesischen Zeichen erweist sich die Analyse der graphisch-symbolischen Bestandteile nicht als sonderlich ergiebig. Das rechte und das linke Zeichenteil haben in etwa die gleiche Bedeutung: beide gehen auf verschiedene, für »Mitteilung« gebrauchte Grapheme zurück.

29 Dieser Satz, der im Urtext nicht enthalten ist, wurde vom Autor eingefügt, um die Polarität der beiden Wirkkräfte herauszustreichen.

30 *Bai-hu Tong De Lun,* op. cit., Kap. 30.

31 *Su-wen,* op. cit., Kap. 13.

32 Ke Hong: *Bao Pu Ze,* op. cit., Nei-pien, Kap. 12.

33 Zitiert nach Homann, R.: *Die wichtigsten Körpergottheiten im Huang-ting Jing,* op. cit., S. 67, mit geringfügigen Abänderungen der Übersetzung Homanns. Dieses Werk, in dem eine vollständige Übersetzung des »Klassikers der Gelben

Halle« enthalten ist, liegt den folgenden Ausführungen als Hauptquelle zugrunde.

34 Dan-yuan und Shou-ling.

35 Homann: *Die wichtigsten Körpergottheiten im Huang-ting Jing,* op. cit., S. 88 bis 91. Auch die folgenden Beschreibungen der Organe und der Organgottheiten sind diesem Teil unserer Hauptquelle entnommen.

36 Hao-hua und Xü-cheng.

37 Long-yan und Han-ming.

38 Xüan-ming und Yü-ying.

39 Chang-zai und Hun-ting.

40 Long-Yao und Wei-ming.

41 Homann, R.: *Die wichtigsten...,* op. cit., S. 88

42 Claus C. Schnorrenberger: *Lehrbuch der ...,* op. cit.; ein ausgesprochen umfangreiches, weitgehend anhand von chinesischen Primärquellen erarbeitetes Werk.

Nguyen Van Ghi: *Pathogenese und ...,* op. cit.; ebenfalls sehr empfehlenswert zur Einarbeitung in die chinesische Medizinmethode.

43 Am 14. Dezember 1963 wurde in der *Pekinger Volkszeitung* (Ren-min-ri-bao) in großer Aufmachung ein Artikel des koreanischen Professors Kim Bong Han veröffentlicht, der die Akupunkte als Bonghan-Korpuskel, die Meridiane als Bonghan-Röhrchen und eine in bzw. zwischen ihnen zirkulierende Flüssigkeit, die sogenannte Bonghan-Flüssigkeit, durch anatomische, histologische und biochemische Untersuchungen nachgewiesen zu haben glaubte. Anschließende Untersuchungen sowohl in China als auch im Westen konnten die Ergebnisse von Prof. Kim nicht verifizieren. (Siehe Palós: *Chinesische Heilkunst,* Op. cit., S. 184f.)

44 Auch innerhalb des Körpers lassen sich in unterschiedlichem Maß elektrische Spannungsfelder nachweisen. So sind die aus leitbaren Substanzen bestehenden Körperteile und Organe (Nerven, Blutgefäße, Skelettmuskeln usw.) von stärkeren elektrischen Potentialen durchwirkt als die, die aus schlecht leitenden Substanzen zusammengesetzt sind (Knochen, Sehnen, Fettgewebe usw.). Diese inneren elektrischen Spannungsfelder können uns aber im Zusammenhang mit der Erörterung der Akupunkte nur am Rande interessieren.

45 Man sollte solcherlei Messungen nie in einer Umgebung durchführen, in deren Nähe sich starke elektrische Spannungsfelder befinden. Untersuchungen des Autors, in Zusammenarbeit mit einem Fachmann der Medizinischen Elektronik, haben eindeutig ergeben, daß sie unzuverlässig werden, wenn größere elektrische Spannungsfelder in mittelbarer oder unmittelbarer Nähe des Meßortes anzutreffen sind. Den objektivsten Meßwert erhielten wir in einem kleinen Häuschen in den Bergen, wo es keinen Elektrizitätsanschluß gab und wo auch in der Nähe kein elektrisches Spannungsfeld vorhanden war. Dagegen veränderten sich der Meßwert und die Kurve auf dem Oszillographen schon dann beträchtlich, wenn bei Messungen, die wir in einer Elektronikerwerkstatt durchführten, ein Gerät oder auch nur im Nebenzimmer eine Lampe eingeschaltet wurde. Damit soll auch gesagt sein, daß in einer modern eingerichteten Arztpraxis mit all den Lampen und technischen Geräten nur schwerlich ein objektiver Meßwert zu erzielen sein wird.

46 Nguyen Van Ghi: *Pathogenese und ...,* op. cit., Bd. 1, S. 364.

47 *Su-wen,* Kap. 44.

48 *Su-wen,* Kap. 67.

49 In den meisten Blumengeschäften in Deutschland und in der Schweiz werden Bambusstäbe als Blumenstäbe angeboten, die man sich zu Hause zu Massagestäben umarbeiten kann.

50 Siehe Kappstein, Stefan: *Das Buch vom Ginseng,* op. cit., Bern 1979.

Literaturhinweise

Chinesische Literatur

Autorenkollektiv: *Tui-na Liao-fa* (Heilmethoden der chinesischen Mikromassage), Peking 1972.

Autorenkollektiv: *An-mo* (Chinesische Mikromassage). Peking 1974.

Zhang Han-chen: *Shi-yong Xiao-er Tui-na* (Praktische Kleinkindmassage). Peking 1974.

Jin Yun: *Zhen-jiu Zhi-liao Xue* (Die Lehre von der Akupunktur- und Moxatherapie).

Autorenkollektiv: *Zhen-jiu Xue* (Die Lehre von der Akupunktur und Moxa). Nanking 1959.

Zhu Lian: *Xin Zhen-jiu Xue* (Die Lehre von der zeitgenössischen Akupunktur und Moxa). Peking 1956.

Autorenkollektiv: *Zhong-yi Tui-na-xue Jiang-yi* (Lehrstoff zur chinesischen Mikromassage). Peking 1962.

Xie Guan: *Zhong-guo Yi-xue da Ci-dian* (Enzyklopädie der chinesischen Medizin). 4 Bände, Hongkong 1971.

O. A.: *Huang-di Nei-jing Su-wen* (Einfache Fragen des Gelben Kaisers über praktische Medizin). Ca. 500 v. Chr., Sammlung Si-bu Bei-yao, Bd. 195.

O. A.: Ling-shu Jing (Klassiker der heiligen Achse), ein dem *Su-wen* wahrscheinlich im zweiten nachchristlichen Jahrhundert angegliederter medizintheoretischer Text von großer Bedeutung, abgekürzt *Ling-shu* genannt; heißt auch Huang-di Nei-jing Ling-shu (siehe Übersetzung von Schnorrenberger und Kiang).

Ke Hong: *Bao Pu-ze.* Alchimistischer Text aus dem 4. Jahrhundert n. Chr. Nachdruck Peking 1919.

O. A.: *Bai-hu Tong De-lun* (Verständige Gespräche über den Verkehr mit dem Weißen Tiger). Ca. 800 n. Chr., alchimistischer Text, Nachdruck Peking o. J.

Wen Zi: *Wen Zi.* Philosophisch-kosmologischer Text aus dem 4. Jahrhundert n. Chr., Nachdruck Peking 1923.

O. A.: *Zhou-li* (Riten der Zhou-Dynastie, c.a. 500 v. Chr., Nachdruck Peking 1921

Westliche Literatur

Bachmann, G.: *Die Akupunktur – eine Ordnungstherapie.* Ulm 1959.

Dabry, P.: *La Médicine chez les Chinois.* Paris 1863.

de la Fuye, R.: *Traité d'Acupuncture.* Paris 1947.

Fisch, G.: *Akupunktur – chinesische Heilkunde als Medizin der Zukunft.* Stuttgart 1973.

Homann, R.: Die wichtigsten Körpergottheiten im Huang-ting Jing, Stuttgart 1969.

Kappstein, S.: *Tafeln zur Akupunktur und Akupressur.* Berlin 1977.

Kappstein, S.: *Chinesische Kleinkindmassage.* Berlin 1978.

Kappstein, S.: *Das Buch vom Ginseng.* Morzsinay Verlag, Bern 1980.

Lavier, J.: *L'Acupuncture chinoise.* Paris 1974.

Lavier, J.: *Micromassage chinoise.* Paris 1972.

Palos, S.: *Chinesische Heilkunst.* München 1966.

Schnorrenberger, C.: *Chen-chiu – Das neue Heilprinzip.* Aurum Verlag, Freiburg im Breisgau 1975.

Schnorrenberger, C.: Die topographisch-anatomischen Grundlagen der chinesischen Akupunktur. Drei Wandtafeln mit begleitendem Text für die Praxis. Stuttgart 1976.

Schnorrenberger, C., und Kiang Jing-lian: *Klassische Akupunktur Chinas* (Übersetzung des Huang-di Nei-jing Ling-shu). Freiburg 1974.

Schnorrenberger, C., und Pao Er-li: *Stechen und Brennen. Die speziellen Techniken der chinesischen Akupunktur.* Stuttgart 1976.

Schnorrenberger, C.: *Lehrbuch der chinesischen Medizin für westliche Ärzte.* Stuttgart 1979.

Soulie de Morant, G.: *L'Acupuncture chinoise.* Paris 1957.

Van Nghi, Nguyen: *Pathogenese und Pathologie der Energetik in der Chinesischen Medizin.* 2 Bd., Uelzen 1977.

Hermann Bauer Verlag · Freiburg im Breisgau

Chandrasekhar G. Thakkur

Ayurveda
Die indische Heil- und Lebenskunst
366 Seiten, gebunden

Ayurveda, eine der alten, zeitlos gültigen Quellen für die Erfassung des Menschen als ganzheitliches Wesen, ist der medizinische Schlüssel für Gesundheit, Heilung und ein langes Leben. Der Autor hält die Ayurveda-Lehre in der heutigen Zeit für unbedingt notwendig, da ihre Methoden nicht nur dazu beitragen, Krankheiten zu heilen, sondern dem Individuum und damit der ganzen Menschheit helfen, dem körperlichen und zivilisatorischen Verfall Einhalt zu gebieten.

In der Ayurveda-Lehre wird der kranke Mensch nicht als ein Opfer zufälliger Faktoren wie Bazillen usw. verstanden, sondern als ein komplizierter Organismus, der aus bestimmten Grundelementen besteht. Wird die Harmonie der Elemente in diesem Organismus durch äußere Einflüsse wie Alter, Ernährung, Klima, Wetterwechsel usw. gestört, forscht der Arzt nach den Ursachen, um dann die entsprechende Behandlung einzuleiten. Dabei werden nicht nur die Krankheitssymptome bekämpft, sondern der Patient als Ganzes wird von innen heraus glücklich und gesund, heil an Körper und Geist.

Ayurveda stellt eine Zusammenfassung der indisch-buddhistischen Medizin dar, deren Grundlage und Praxis in diesem Buch erstmals in deutscher Sprache beschrieben werden. Dies geschieht in einer Form, die nicht nur den Fachmann anspricht, sondern die es auch dem interessierten Laien ermöglicht, sich gründlich über die verschiedensten Funktionen und Möglichkeiten der Steuerung der Organe durch die ayurvedischen Rezepturen zu informieren.

Robert B. Tisserand

Aromatherapie
Heilung durch Duftstoffe
369 Seiten, gebunden

Die Essenzen der Pflanzen sind wie das Blut des Menschen. Sie sind nicht die ganze Pflanze, aber sie sind in sich vollständige, organische Substanzen. Sie sterben ab, wenn man sie nicht »sachgemäß aufbewahrt«. Sie enthalten die charakteristischen Merkmale der Pflanzen, von denen sie abstammen. Sie sind wie die »Persönlichkeit« oder der »Geist« der Pflanze.

Die Essenz ist der in höchstem Maße ätherische und flüchtigste Teil der Pflanze. Die therapeutische Wirkung erfolgt aufgrund einer höheren, subtileren Ebene als die der ganzen Pflanze oder ihres Extrakts. Der Einfluß auf Geist und Gemüt ist deshalb wesentlich ausgeprägter als in der üblichen Pflanzenheilkunde. Bei vielen Pflanzen mögen deren Eigenschaften weitgehend mit denen ihrer Essenzen übereinstimmen, in ihrer therapeutischen Wirkung unterscheiden sie sich oftmals jedoch ganz wesentlich.

Im vorliegenden Buch werden neunundzwanzig Essenzen beschrieben. Jedem dieser ätherischen Öle ist eine Aufstellung der Eigenschaften und Anwendungsgebiete beigegeben, ergänzt durch eine Beschreibung der Wirkungsweise, Angaben über Verdunstungsgeschwindigkeiten, die Intensität des Dufts, den herrschenden Planeten und die Yin- und Yang-Eigenschaften. Darüber hinaus gibt es eine Fülle von Rezepten für alle, die ihre Massageöle, Salben, Gesichtsmasken oder Inhalationen selbst herstellen wollen.

Hermann Bauer Verlag · Freiburg im Breisgau